中华医学健康科普工程

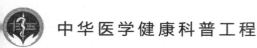

无处不在的真菌病

廖万清

主编 杨 英

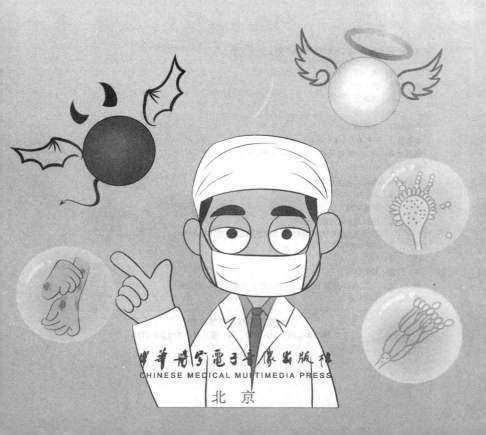

中华医学电子音像出版社
CHINESE MEDICAL MULTIMEDIA PRESS

北京

图书在版编目（CIP）数据

无处不在的真菌病 / 杨英主编. —北京：中华医学电子音像出版社，2022.1（2023.06.重印）

ISBN 978-7-83005-304-8

Ⅰ．①无…　Ⅱ．①杨…　Ⅲ．①真菌病 - 防治　Ⅳ．①R519

中国版本图书馆 CIP 数据核字（2020）第 198233 号

无处不在的真菌病
WUCHU BUZAI DE ZHENJUN BING

主　　编：杨　英
策划编辑：裴　燕　郁　静
责任编辑：周寇扣
校　　对：张　娟
责任印刷：李振坤
出版发行：中华医学电子音像出版社
通信地址：北京市西城区东河沿街 69 号中华医学会 610 室
邮　　编：100052
E - mail：cma-cmc@cma.org.cn
购书热线：010-51322677
经　　销：新华书店
印　　制：河北浩润印刷有限公司
　　　　　（河北省沧州市肃宁县河北乡韩村东洼开发区188号）
开　　本：850 mm×1168 mm　1/32
印　　张：6.0
字　　数：110 千字
版　　次：2022 年 1 月第 1 版　　2023 年 6 月第 2 次印刷
定　　价：58.00 元

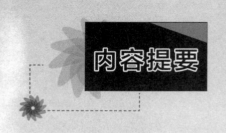

内容提要

　　本书在中国工程院院士、医学真菌病学专家、海军军医大学皮肤性病与真菌病研究所所长廖万清教授的指导下，由军事医学研究院从事真菌病专项研究的杨英教授，汇集国内真菌学界的科研、临床、检验、高校等领域权威专家共同编写。全书共13章，针对目前逐年升高的真菌感染率、不断增强的病原真菌耐药性以及横空出世多重耐药的"超级真菌"等民众关注的问题，由浅入深，从趣味故事引出科普知识。主要讲述了老百姓生活中常见的各种真菌感染疾病，系统介绍了怎样识别、如何就医、科学防治等知识，语言通俗易懂，内容详实专业，既适合普通百姓对真菌病知识的了解，也可以作为基层医生防控真菌病的口袋工具书。

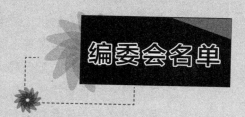
编委会名单

胡　珊　江苏省徐州市肿瘤医院

姜伟伟　解放军陆军第七十二集团军医院

顾　兵　广东省人民医院

顾　锋　江苏省徐州市中心医院

蒋　冠　江苏省徐州医科大学附属医院

谢秀丽　北京协和医院

参编人员（按姓氏笔画为序）

马　腾　军事医学研究院

王宇辰　军事医学研究院

王枫荻　江苏省徐州医科大学附属医院

王福奔　江苏省徐州市肿瘤医院

田本顺　江苏省徐州医科大学

权永强　江苏省徐州医科大学附属第三医院

曲　慧　江苏省徐州医科大学附属医院

朱　盈　北京协和医院

刘金芳　江苏省徐州市肿瘤医院

孙　超　中国医学科学院皮肤病医院

张欣然　军事医学研究院

陈万鑫　中国医学科学院皮肤病医院

周星辰　军事医学研究院

周梦兰　北京协和医院

侯晓阳　江苏省徐州医科大学附属医院

贾沛瑶　北京协和医院

贾瀚翔　军事医学研究院

康海全　江苏省徐州医科大学附属医院

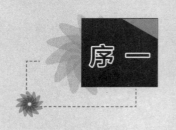

序 一

　　真菌无处不在，它们对人类生活起到巨大的作用，而人们对它的了解还很少。全球关注的"超级真菌"吸引了大众的目光，事实上，致病性真菌只是真菌家族的一小部分，只要人们懂得预防，发现可能的真菌感染不要忽视，也不要恐慌，到医院进行正规的治疗，提高自身免疫力，就可以恢复健康。

　　近些年，国民的整体健康状况和健康意识都有显著提升，对于细菌致病人们有较为普遍的认知，新型冠状病毒肺炎疫情促使人们对病毒防治有了很大程度的了解，但是真菌病防治还没有受到足够的重视，作为对人类健康有重要影响的一大类感染性疾病，真菌病防治知识同样需要普及大众，加强防范意识。

　　健康需要切实的知识来支撑，目前，社会上关于真菌病的科普书很少，《无处不在的真菌病》恰好弥补了这方面的不足。本书由国内真菌学界的科研专家、临床专家、检验专家、高校教授等多领域权威专家共同编写，向公众普及生物、医学知识，不仅使大众了解真菌病，更能帮助大众找到积极预防、正确治疗真菌病的有效方法。

中国工程院院士　王军志

2021 年 9 月 10 日

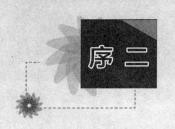

序二

随着物质生活水平的提高，人民对美好生活的追求日益增长，美好生活最重要的基石就是人民健康。习近平总书记在全国卫生与健康大会上发表重要讲话，提出"要把人民健康放在优先发展的战略地位"。中共中央、国务院印发的《"健康中国2030"规划纲要》指出加强国民健康教育、加大健康科学知识宣传力度的重要性。

真菌作为古老而时新的物种，在地球上无所不在，对人类健康起到息息相关的作用。有些对人类健康有益，如灵芝、冬虫夏草食用菌等，有些则会导致人们患病，威胁人类健康，如病原真菌。近些年来，真菌感染的发病率呈现上升趋势，但由于真菌病表现多样，容易被忽视或与其他疾病相混淆，因此不论是公众百姓，还是医务工作者都应当加强对真菌病的了解和认识，普及相关知识，才能实现人与真菌的和平共处，维护和促进人民健康。

本书深入浅出地介绍了常见真菌疾病的病因、症状，以及如何鉴别、如何预防、如何科学就医等知识。就公众及医务工作者最为关心的问题，用通俗易懂的语言、图文并茂的形式进行解答，相信大家阅读之后，会有所裨益。

中国工程院院士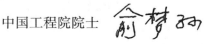

2021年9月16日

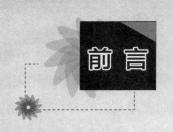

　　真菌与自然界的进化、人类的生存息息相关，种类多样性仅次于昆虫，在我们身边无处不在。显微镜下的它们美轮美奂，可如花般绽放，但它们也会带来扰人的疾病，甚至夺去人们的生命，美丽的小天使就变成了小恶魔。

　　近年来，真菌感染发病率逐年升高，病原真菌的耐药性也不断增强，多重耐药的"超级真菌"横空出世更使我们意识到真菌感染的问题已十分严峻。只侵犯皮肤、毛发、指（趾）甲的真菌感染称为浅部真菌感染，如俗称的"癞痢头""猫狗癣""灰指甲"等，虽然体感难受但一般不会致命；还有一些真菌侵入血液、脑脊液、脏器，称为深部真菌感染，这就有可能威胁生命了。2017年，中国工程院咨询调研项目组织对我国近10年真菌病进行调研，4～5人中就有1例浅部真菌感染，而深部真菌感染率在近十年成倍数增加。

　　与真菌病的愈演愈烈相比，大众对它的认识还非常欠缺。当人们被真菌感染后，常缺乏对病情的正确判断和有效处理，或随意用药越治越重，或过度紧张引起恐慌，轻则给人们的日常生活带来不便，重则引起全身性疾病导致死亡。加强大众科普宣传对预防真菌感染、减少传染扩散、提高治愈率至关重要。基于此，出版关于真菌病的科普书势在必行。

本书主要讲述了人们生活中常见的真菌感染疾病，涵盖浅部真菌病和深部真菌病。为了通俗易懂，浅部真菌病按照人体各个易患部位进行阐述，包括头癣、体癣、股癣、足癣、手癣、甲癣、花斑癣七个部分；深部真菌病主要介绍了最常见的念珠菌感染、霉菌感染，以及引发全球关注的"超级真菌"等。

每章节内容均由百姓生活中常见的情景引出，深入浅出地介绍了各种真菌感染的症状特点、易感因素、病原种类、辨识技巧、治疗指南和预防措施等知识，并以实景图和漫画的形式，更加形象、直观地帮助大家理解，力求做到科学严谨与生动易懂并举，使广大读者最大程度受益。多次研讨书目内容到撰写成稿，历时26个月，保证了本书内容的科学性和权威性。

本书是中华医学健康科普工程中首部有关真菌病的科普书，由国内真菌学界的科研、临床、检验、高校等多领域权威专家共同编写。我们希望通过这种科普的方式，使大众了解真菌病，正确治疗、积极预防；了解真菌，趋利避害、和谐共处，为人民健康保驾护航，使人们成为自己健康的主人。

主编

2021年8月

目 录

第1章
头屑烦恼，没完没了

　　一个柳絮飘飞的春天，6岁的小芳跟着妈妈来到A市三甲医院皮肤科就诊，小小年纪的女孩头皮屑却特别多，像小小柳絮似地贴在乌黑的头发上，而且还出现了脱发、断发的症状。医生询问病史发现她半年前就出现了头皮屑增多的现象，应用了各大正规厂家生产的去屑洗发水，可还是无法抑制头皮屑的生长。经人介绍，小芳妈妈从微商那里购买了一种进口特效洗发水，小芳用它洗的时候那叫一个透心凉、心飞扬，头皮屑还真的变少了，一时间觉得此乃一款去屑神器，小芳妈妈还推荐给了许多为头皮屑烦恼的亲朋好友。

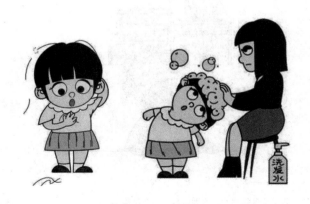

就这样，小芳连续使用了半年"去屑神器"，但后来却出现了脱发和断发的现象，头皮屑也越来越多。那么可爱的小姑娘，掉头发非常影响形象。妈妈看着好心痛、很焦虑，只好带着孩子来医院就诊。

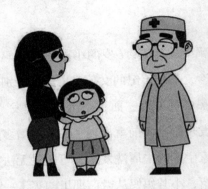

母女俩遇到了有着多年临床经验的刘医生，他怀疑是头皮有了真菌感染，于是让小芳到真菌实验室进行真菌刮片检查，不过没有在显微镜下找到真菌菌丝[1]，但凭多年经验，刘

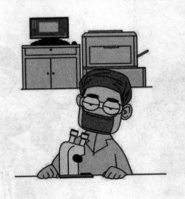

---

[1]　菌丝：即单条管状细丝，为大多数真菌的结构单位。

医生觉得自己的判断应该不会出错，可为什么没有检测到真菌呢？经反复询问病史，医生怀疑，问题可能出在这个"去屑神器"上。

洗发水的品牌医生并没有听过，登录了国家食品药品监督管理总局网站（http://samr.cfda.gov.cn/WS01/CL0001/），分别在国内化妆品、国内药品栏目查询该品牌的备案信息，均未找到。刘医生更相信自己的判断是正确的，应该就是这个洗发水的问题。

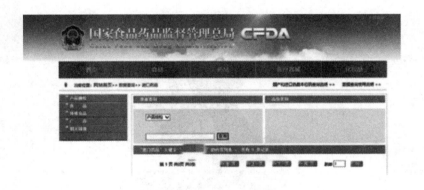

刘医生建议小芳停用"去屑神器"1周，再到医院进行真菌刮片检查。1周后的检查结果：找到了真菌菌丝，镜检结果阳性。果然小芳的大量头皮屑是由于真菌感染引起的，诊断为"头癣"。经过刘医生规范的抗真菌治疗，小芳头上"柳絮飘飘"的问题解决了。

为何用了这种"特效洗发水"后头屑开始会变少，而长期使用后却出现了断发、脱发、头屑等更加严重的现象呢？查阅该洗发水的成分表后发现它的主要成分有"二硫化硒"。二硫化硒洗剂是皮肤科常见治疗头皮屑和头皮脂溢性皮炎的外用洗剂，对花斑癣也有一定的治疗作用。但是，这种药物需要在医生的指导下使用，更不能长期使用。不规范地长期使用就可能会出现小芳这样的症状。二硫化硒毕竟是一种化学药物，部分患者可能会出现接触性皮炎的反应，严重时伴有感染，而且该洗发水未在国家食品药品监督管理总局备案，里面是否还有其他有害成分无从知晓。

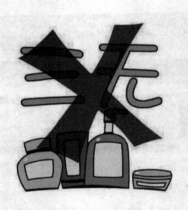

小芳的妈妈就医意识薄弱，没有及时去医院，而是选择从非正规渠道购买洗发水，并且给孩子使用长达半年之久。儿童的抵抗力也弱，这种不明来历的东西，千万不能随便使用！当头部皮屑异常增多时，一定要警惕是否为"头癣"并及时就医。

什么是"头癣"？跟我们一起来了解一下吧。

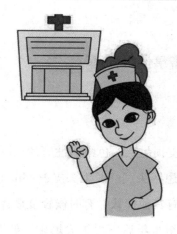

一、头癣是什么

　　头癣是由皮肤癣菌感染头皮或者毛发所致的疾病。临床上一般会根据致病菌种类和临床表现的不同，将头癣分为白癣、黑点癣、黄癣及脓癣。

　　医学上有3种相对专业的分型方式：

　　① 根据头癣临床表现中是否存在炎症反应将其分为炎症性头癣和非炎症性头癣。

　　② 根据病原真菌侵犯毛发的方式不同将其分为发外型感染和发内型感染。

　　③ 根据病原真菌的种类不同分为小孢子菌头癣和毛癣菌头癣。

二、头癣是什么样子

1．白癣

白癣的头部皮损呈灰白色鳞屑性斑片，圆形或椭圆形，可有卫星病灶[1]。患区头发一般距头皮2～4mm处折断，外围白色菌鞘。一般没有其他症状，有时候轻度瘙痒。

损害常发展至半年后不再扩大增多，处于相对静止状态，至青春期因皮脂腺的发育，皮脂分泌增多，长链脂肪酸抑制真菌生长而趋向自愈。如果没有继发感染，不容易留瘢痕[2]，也不会秃发。有时候可以表现为炎性丘疹，严重时可转变成脓癣。一般由接触一些小动物，如犬、猫、兔等引起。

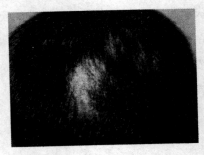

白癣

---

[1] 卫星病灶：通常是指较小、密度较低，边缘可清楚或模糊，甚至呈斑片状的病灶。

[2] 瘢痕：是各种创伤后所引起的正常皮肤组织的外观形态和组织病理学改变的统称，它是人体创伤修复过程中必然的产物。瘢痕生长超过一定的限度，就会发生各种并发症，诸如外形的破坏及功能活动障碍等。

2．黑点癣

黑点癣的头皮损害面积较白癣小但数目较多，一般无炎症反应，但可能会伴有轻微瘙痒。病发一长出头皮就会折断，其残留端留在毛囊口，呈黑色小点状，所以叫黑点癣。病程比较长的患者治愈后可能会留下瘢痕，出现一片一片的秃发症状。

3．黄癣

黄癣主要见于儿童，成人和青少年也时有发生。初起为毛囊口的脓疱或水疱，逐渐形成蝶样硫磺色结痂（黄癣痂）。痂的基底紧黏在毛囊口周围，中间有毛发贯穿。剥去痂皮，其下为红色稍凹陷的糜烂面，常伴鼠尿样臭味，病发干枯无光泽，参差不齐，头皮会有瘙痒的感觉。患病时间较长的患者，毛囊及头皮会发生萎缩，形成大片瘢痕及永久性秃发。

4．脓癣

脓癣一般机体反应强烈，有明显的感染性肉芽肿，典型表现为一个至数个圆形暗红色、浸润性或隆起性炎性肿块，表面群集毛囊性小脓疱，毛囊孔呈蜂窝状，挤压可排出少量脓液。脓癣常由白癣和黑点癣演变而来，初起为群集性毛囊小脓疱，易误诊为毛囊炎[1]。继而隆起成一圆形或椭圆形暗红色脓疡，边界清，质软，甚至有波动感，皮损区毛发脱落或松动，此时

---

[1] 毛囊炎：毛囊感染发生的化脓性炎症。

易误诊为疖肿[1]、脓疱疮[2]。患区毛发松动易拔出，可有不同程度的疼痛和压痛，附近淋巴结常肿大。治愈后常有瘢痕形成，可导致永久性秃发。

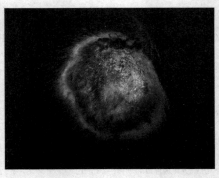

脓癣

三、如何诊断头癣

　　首先，通过临床表现、皮肤镜[3]结合滤过紫外线灯检查。皮肤镜一般分为数码皮肤镜和手机皮肤镜两种，有条件的患者

---

[1] 疖肿：是人体皮肤单个毛囊或皮脂腺因细菌感染引起的急性化脓性感染，感染后形成较大块的红色肿物。

[2] 脓疱疮：是一种常见的、通过接触传染的浅表皮肤感染性疾病，以发生水疱、脓疱，易破溃结脓痂为特征。

[3] 皮肤镜：又称皮表透光显微镜，功能和眼科用的眼底镜、耳鼻喉科用的耳镜一样，是用来观察皮肤色素性疾患的利器。

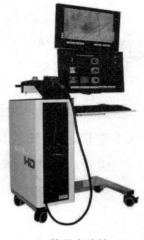

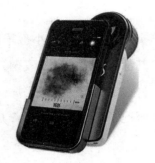

数码皮肤镜 　　　　　　　手机皮肤镜

可居家自备一个手机皮肤镜。白癣可见摩斯电码样断发或者发外菌套；黑点癣可见头皮黑点（毛发折断于毛囊口）或螺旋形发，部分表现为逗号样或问号样；治疗后长出的新发远端（原病发残端）呈现烟灰状。

　　然后，结合真菌学检查阳性，包括真菌镜检[1]阳性和（或）真菌培养[2]分离到皮肤癣菌，推荐在镜检同时进行真菌培养。

------

[1] 真菌镜检：通过直接镜检的方法，找到菌丝和孢子，以供初步诊断。

[2] 真菌分离培养：将临床检验标本划线分离接种或插种于真菌培养基内，并置于合适的生长环境进行孵育获得真菌纯种的过程。

四、 引起头癣的皮肤癣菌有哪些

头癣的致病菌以小孢子菌属、毛癣菌属和表皮癣菌属为主，其都属于浅部致病真菌，包括犬小孢子菌、铁锈色小孢子菌、许兰毛癣菌、紫色毛癣菌、断发毛癣菌、须癣毛癣菌和石膏样小孢子菌等（见附录A）。

五、 头癣的致病菌菌种变迁"近代史"

我国一些常见的头癣致病菌菌种随着时间推移发生着变迁。20世纪80年代前期，许兰毛癣菌和铁锈色小孢子菌是主要致病菌；80年代后期，须癣毛癣菌和紫色毛癣菌为主要致病菌。

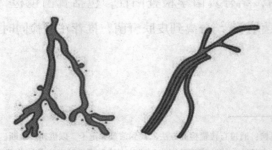

20世纪80年代前期：许兰毛癣菌和铁锈色小孢子菌

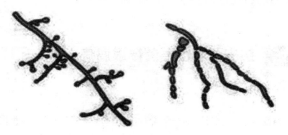

20世纪80年代后期：须癣毛癣菌和紫色毛癣菌

20世纪90年代末至今，大部分地区最常见的致病菌为犬小孢子菌和须癣毛癣菌，这与饲养宠物密切相关。

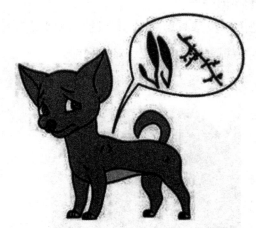

20世纪90年代末至今：犬小孢子菌和须癣毛癣菌

新疆维吾尔自治区因其独特的地理和气候条件，头癣的主要致病菌多为紫色毛癣菌、许兰毛癣菌和铁锈色小孢子菌。

六、　头皮脱屑也要警惕银屑病

银屑病就是人们通常所说的"牛皮癣",是一种非常顽固的皮肤病,但它不是由真菌感染引发的癣病。"牛皮癣"患者的皮损在头部时,与头癣的症状十分相似,不太容易跟头癣区分,但是它们在致病原因、易感人群、传染性和治疗方法等方面都有所不同。

1．致病原因不同

头癣是由于浅部真菌感染引起的,病因明确,而"牛皮癣"的具体发病原因很难确定,难以根治。

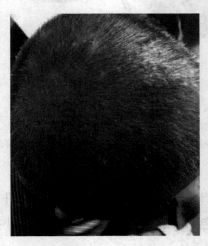

头皮银屑病

2．易感人群不同

头癣的易感人群为青少年、儿童，而"牛皮癣"患者没有明显年龄区别。

3．传染性不同

头癣具有很强的传染性，而"牛皮癣"不具有传染性。

4．治疗方法不同

头癣患者需要进行拔发，并用抗真菌药物治疗。而治疗"牛皮癣"常用蒽林软膏、蜡棒、卡泊三醇和他卡西醇等。

这些知识大家了解一下是必要的，但不能代替医生的专业诊断，如果出现类似症状，还是一定要去医院诊治！

七、头癣啊，请你离我远一点

1．如果家人患有头癣，须对患者的衣服、帽子、枕头、被子等采取晒、烫、煮、熏等消毒预防措施。

2．若患者有在家理发的习惯，应对污染的理发工具进行消毒，对带菌的毛发、鳞屑及痂皮等进行焚毁。

3．若患者感染人畜共患癣，须请兽医协同对病畜进行防治，以防反复感染。

4．在理发店工作的人员应做好理发工具的隔离消毒工作，理发操作时不损伤顾客头皮，每天对理发工具进行消毒。

5．儿童是头癣的高发人群，幼儿园和小学应教育小朋友相关卫生知识，校医注意检查学生健康，发现患者应立即治疗，以防传播蔓延。

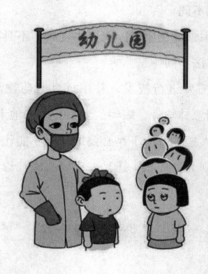

第2章
宠物虽萌，但要小心被皮肤癣菌盯上

家住北京的陈先生最近脸上、脖子、手臂的皮肤经常发痒，还出现了一团团红色的皮疹，他害怕是银屑病，便去医院检查。根据陈先生的临床表现，医生基本判定不是银屑病，并开了真菌镜检申请单。结果出来了，检查报告显示：显微镜下找到真菌菌丝。医生诊断，陈先生所患的是"体癣"。

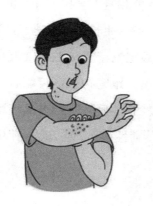

对于自己为什么会感染体癣，陈先生非常困惑。"家里养小动物了吗？"医生询问，陈先生想起家里那只可爱的加菲猫，自己常抱着它玩耍，难道是被它传染上了体癣？陈先生有些不明白："自己平时非常注意宠物卫生，每天都会给加菲猫洗澡，怎么还被传染了疾病，不应该啊？"

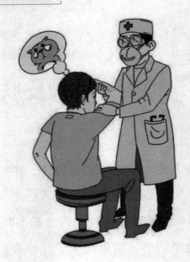

医生告诉他：宠物身上会携带许多微生物，环境温暖潮湿时，这些微生物繁殖、生长非常迅速，且当人类出汗多，身体潮湿温暖时，再跟宠物亲密接触，就很容易被传染疾病。如果宠物身上有真菌，跟宠物亲密接触后，真菌就跑到自己身上了。最常见的就是体癣，一般被猫传染的，我们还会称为"猫癣"。真菌的传播性很强，生命力也很顽强，甚至还可能在家庭成员之间传播。

一、体癣是什么

致病性真菌入侵人体的皮肤（除手、足、头皮、甲板、股部以外的皮肤），导致的浅表性皮肤真菌感染，统称为体癣。当致病性真菌侵犯人体皮肤表面，会引发轻微的炎症反应，发生红斑、丘疹、水疱等损害，继之脱屑，常呈环状，俗称圆癣或钱癣。开始时损害呈散在分布，逐渐扩大后，可互相融合重叠，有时甚至发展至全身。一些患有免疫缺陷病或应用免疫抑制剂、皮质类固醇、抗肿瘤药物等的患者，因为其免疫力低下，机体抵抗能力较差，真菌在机体的侵染程度要比普通患者更快、更广，因此，皮损分布也会较广泛。儿童体癣有时会呈现几个圈的特殊形态，彼此重叠呈花环状。

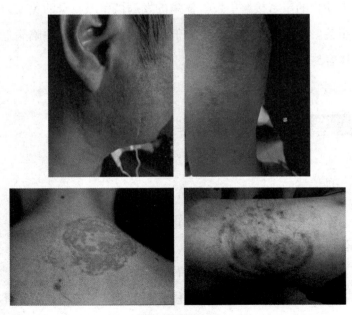

体癣的临床表现

二、体癣是怎么引起的

在我国引起体癣的真菌最常见的是红色毛癣菌，还有一部分体癣是须癣毛癣菌、犬小孢子菌和石膏样小孢子菌等引起的。发病可由于患者直接接触或者间接接触被真菌污染的毛巾、澡盆等物品引起，也可能是由患者原有的头癣、股癣、手癣、足癣、甲癣等蔓延到其他部位导致，还有就是前面所说的与小动物的亲密接触引发。体癣的发病概率跟自身的免疫力密切相关。糖尿病患者等免疫力低下，或者一些免疫缺陷病患者比较容易感染体癣。

三、体癣有哪些类型

1. 红色毛癣菌所致的体癣

红色毛癣菌引起的体癣常较迁延泛发，在腰腹躯干部、臂部等较为多见，常伴痒感。

2. 须癣毛癣菌所致的体癣

由须癣毛癣菌所致的体癣侵犯面颊部及下腿部，常呈环状或不规则形，一般炎症较显著，由于搔抓可产生脓疱或深位的损害，且局部可发生环状隆起的硬结。

3．其他真菌所致的体癣

铁锈色小孢子菌、石膏样小孢子菌、犬小孢子菌、紫色毛癣菌等除引起头癣外，有时也可引起体癣。前3种小孢子菌引起的体癣好发于前额、面颊、颈、上肢及躯干部，常呈环状或多环形；由石膏样小孢子菌引起者损害较散发，炎症显著，常呈潮红色；紫色毛癣菌所致体癣初发损害常呈淡红色小丘疹，逐渐扩张蔓延呈不规则形，形成地图样外观。

四、体癣、湿疹傻傻分不清

近些年来"体癣"的发病率有增高的趋势，老百姓对体癣的概念了解不够，特别容易与湿疹混淆，自己去药店买一些激素类的药膏涂抹，开始有些效果，后来又复发，病情还比之前加重，所以，了解一下体癣和湿疹的区别是很必要的。

体癣是指除头皮、毛发、掌跖、甲板以外的平滑皮肤上的皮肤癣菌感染，致病真菌主要由亲人性和亲动物性皮肤癣菌组成。亲动物性皮肤癣菌感染往往与养宠物，如猫、狗、兔等有关，引起的皮肤损害往往炎症明显，可见水疱、脓疱，皮损小，数目多，瘙痒剧烈，搔抓后可引起局部湿疹样改变，容易误诊。

由亲人性皮肤癣菌感染引起的损害往往炎症不太明显，呈大片状，数目少，好发于老年人、儿童及免疫功能低下的患者。

皮质激素制剂的滥用会使体癣的皮损表现为边界不清的红斑，此时往往容易误诊为皮炎、湿疹，需要真菌学的检查予以鉴别。

湿疹是一种常见的过敏性、炎症性皮肤病，特征是皮疹多样性，对称分布，剧烈瘙痒，反复发作，易演变成慢性，可发生于任何年龄、任何部位、任何季节，但常在冬季复发或加剧。急性湿疹发病一般较迅速，皮损呈多形性，红斑、丘疹、丘疱疹或水疱密集成片，易渗出，边缘不清，周围散在小丘疹、丘疱疹，常伴糜烂、结疤，如继发感染，可出现脓包或脓痂。患者自觉瘙痒的程度依病情轻重、病变部位及患者耐受性的不同而不同。常因搔抓、肥皂清洗、热水烫洗，使病情加重。如继发感染，可伴局部淋巴结肿大、发热及全身不适。急性湿疹如经适当及时处理，皮疹可逐渐好转消退，但易受内外因素刺激后复发，表现为急性发作或转为亚急性和（或）慢性湿疹。

体癣与湿疹症状相似，但治疗大不相同，体癣治疗原则上以外用抗真菌制剂为主；对于亲动物性皮肤癣菌感染者，炎症反应

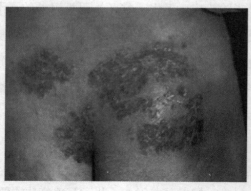

湿疹

往往剧烈，所需治疗时间较长，最好联合口服用药，同时要避免与有癣病的动物密切接触。还有一点要注意的是，宠物可以表现为带菌而无症状，也就是说外观完全正常的宠物身上也可能携带致病真菌，导致亲密接触者患体癣，这点往往容易被忽视。而湿疹的治疗首先要寻找患者的诱发和患病原因，详细了解病史、工作环境和生活习惯，检查过敏原，尽量避免外界的不良刺激和保证皮肤的清洁，进行抗过敏治疗，严重患者进行免疫调节治疗。

特别提醒：治疗体癣不能随便使用皮质类固醇软膏，体癣是真菌引起的，激素不但不能杀灭真菌，还会让真菌生长得更开心，体癣会越来越严重。

五、体癣与"牛皮癣"要分清

在日常生活中，很多人容易把银屑病与平时常见的体癣混淆，银屑病俗称"牛皮癣"，虽然叫癣，却不是真菌感染引起的癣，它是一种很顽固的皮肤疾病，也会有红斑、脱屑这种症状，但是两者之间存在差别，只是个别人对银屑病和体癣之间的不同不太了解，往往容易跟陈先生一样判断错误。因此，读者们要了解这方面的知识，不要自己随便判断，自行用药。

那么，银屑病与体癣有哪些不同呢？

1．症状不同

银屑病的症状为红包或棕红色小点或斑丘疹，有干燥的鳞屑，以后逐渐扩展而成棕红色斑块，边界清楚，有白色鳞片覆盖。

体癣可分为圈癣与股癣，圈癣是光滑皮肤上出现瘙痒性丘疹与水疱性皮疹。有少量鳞屑渐渐向周围扩大，中央部呈干性鳞屑或苔癣样肥厚，而周围有隆起的鳞屑丘疹水疱结痂性皮疹，形成环状，故叫"圈癣"或"钱癣"。股癣请见第3章细述。

2.病因不同

银屑病的发病因素很多，是一种心身性皮肤病，可由精神因素、内分泌失调、感冒、感染、外伤、自身代谢能力差等多种原因诱发而成，病因复杂，要着重声明的是银屑病不是真菌感染，是不会传染的。

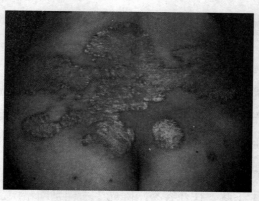

银屑病

体癣是发生在光滑皮肤上的浅表真菌感染，致病菌为毛癣菌属，小孢子菌属或表皮癣菌属，可因直接接触患者或间接通过患者带菌的衣服、用具而传染。

六、怎样才能远离体癣

1. 对患者原有的皮肤癣病进行积极的治疗，避免与其他患者及有癣病的动物密切接触，防止反复感染。

2. 避免间接接触患者用过的浴盆、毛巾等，并对该类公共用具作定期的清洗消毒，尤其是托儿机构或集体生活的人员更应注意。

3. 避免滥用可能影响机体抵抗力的药物，如皮质类固醇、免疫抑制剂等，以免因机体抵抗力减弱而易引起继发感染。

4. 对患者原有的慢性病如糖尿病等应予及时治疗。

5. 如果是接触宠物感染所致，应对宠物进行真菌学检查并治疗，同时对宠物接触过的家庭物品进行消毒处理。

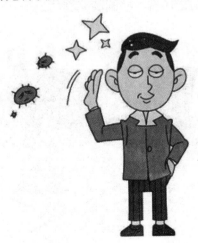

第3章
皮肤科小大夫初遇股癣

皮肤科实习医生小刘活泼开朗，报到第一天，兴奋地期待着主任安排工作。她的第一个任务是跟着真菌实验室的马老师学习真菌镜检。

小刘坐在马老师旁边，看她取样，马老师给患者患处先进行消毒，随后拿着柳叶刀配合着熟练的刀法，"嚓嚓嚓嚓"，从患者的患处取下一些皮屑。将皮屑放到玻片上，滴上氢氧化钾，用酒精灯烤一烤放在显微镜下观察。坐在一旁的小刘从连接显微镜的电脑上看到了亮亮的菌丝，大的、小的、长的、短的、粗的、细的，还有一些圆圆亮亮的孢子。

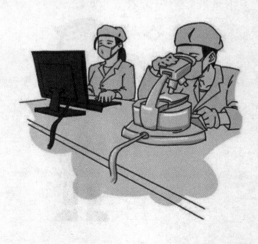

　　真菌室还有个帘子，有些患者会被马老师安排在帘子后面取样，挺神秘，小刘看不到，很好奇："这些患者都是啥问题啊？"老师说他们基本都是股癣。股癣的"股"不是指屁股，主要指的是腹股沟，也就是大腿根。古人"头悬梁锥刺股"，刺的也是大腿，可不是屁股呀。股癣也可蔓延至阴部、肛门周围和臀部，不过最易发病的部位还是腹股沟。小刘发现股癣患者检查结果显示患处真菌一般都很多，菌丝长且粗壮。马老师说因为腹股沟潮湿又温暖，是真菌最喜欢的环境，所以，长在腹股沟的真菌一般都会被养的特别"肥"，放在显微镜下非常容易被发现。

　　经过了大概一周的初步学习，马老师说："来，自己上手试一个！"小刘有些兴奋又有些紧张，学习了那么多天，终于能亲自上手了，马老师给她选的第一个患者就是股癣患者。

　　小刘拉上帘子准备给患者取材，拿着柳叶刀时她手有些发抖，又有些害羞，毕竟是大腿根部位置，小医生总会有些不好意思。老师说："不要害怕，大胆刮，取边缘处。"她克服了紧张，给患者取了样。然后照着老师的办法制了片在镜下观察，观察了几个视野，她就发现了菌丝。"找到真菌啦，真菌镜检结果阳性"。在老师审核后，她开心地发出了人生第一张真菌镜检报告单。

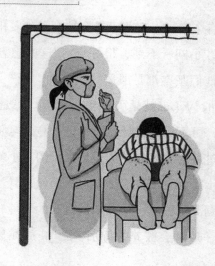

老师说："你刚开始取材时容易掌握不好力度，会因为害怕划伤患者出现取材不到位。不过股癣患者的患处菌丝多，好取材，只要在边缘轻刮能刮下皮屑，基本都能检出，而且股癣病人菌丝典型"小刘在马老师的指引下逐渐入门了，并且开始尝试其他类真菌病患的检查。

实习期满，她正式工作了，皮肤科主任要考考这个小姑娘的水平如何，第一个患者恰巧就是医院里一位患股癣的大夫，结果自然是令主任很满意。对于刚入门的皮肤真菌小白，股癣也许是逃不过的第一课。只是再次见到那位患股癣的大夫时，她还是会有些不好意思。

股癣患病部位相对私密，一个小医生都会不好意思，很多人有了症状也不好意思来医院就诊，就自己随便抹点激素药，结果越抹越重，所以，正确认识股癣并及时治疗非常重要。

一、 股癣是什么

股癣是指在腹股沟、会阴部、肛门周围和臀部的皮肤癣菌感染，属于发生在特殊部位的体癣。

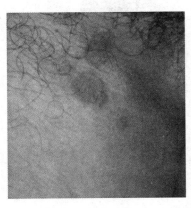

股癣

二、 股癣喜好什么环境

股癣容易发生在气候炎热的夏秋季节、湿热地区，致病真菌喜欢在温暖、潮湿、透气性差的环境中生存。

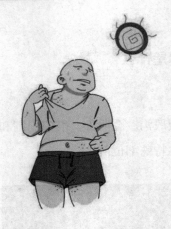

三、什么人容易感染

1. 青少年和年轻的成人。

2. 患者身体其他部位有真菌感染。

3. 体型较肥胖的人群。

4. 汗腺比较发达或者运动多易出汗的人群。

5. 免疫力低下人群，如糖尿病患者、肿瘤患者，以及长期服用糖皮质激素或免疫抑制剂者等。

6. 男性发病率高于女性。

7. 生活的地区环境比较炎热潮湿，中国南方的股癣发病率要高于北方。

8. 一些不好的生活习惯，如经常穿不透气或过紧的内衣、衣服在潮湿处阴干后直接穿、与他人共用毛巾或衣服等。

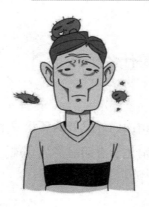

🌸 四、 股癣是怎么传播的

　　股癣传播有直接接触或间接接触两种传播方式，人和人之间可以传播，动物和人之间可以传播，患者身体不同部位之间也可以传播；人也可被真菌污染过的物品感染。简而言之，只要有真菌菌丝或者孢子的地方，碰着了，就有可能被传染。主要传播方式如下：

　　1. 自身皮肤癣上的真菌游走到其他部位进行感染。

　　2. 碰到股癣患者的皮损会被传染，所以，医生在为患者取材的时候要戴手套。

　　3. 和患者共用毛巾等物品，患者身上的真菌可能沾染在使用过的物品上，别人再碰到物品上的真菌容易被传染。

　　4. 接触有携带皮肤癣菌或者已经有感染症状的小动物。

🌸 五、 股癣是什么样子

　　股癣常表现为由内向外发展的环状或半环状红斑、丘疹损害，周围皮肤边界清楚、有明显炎症表现，红斑上面覆盖有鳞屑。患者会感觉到痒，总想挠。

　　温馨提示： 还是不要挠了，挠了真菌就跑到手上了，实在忍不住就戴上一次性手套再挠吧。

　　起初为腹股沟处出现红斑，表面有皮屑，下边缘一般比较明显，上边缘不是很明显。红斑中间的地方也可能自行恢复，但是边缘症状会重些，常有丘疹、丘疱疹和水疱，形成边界清楚的环状或半环状红斑，一般股癣的边缘都很清楚。

　　股癣的发生通常都是先从一侧开始的，然后慢慢地长到双侧，其边缘不断向外扩展，可沿大腿向下或沿腹股沟向上蔓延，甚至可达下腹部，也可能会感染到私密部位和臀部。

　　由于一般股癣的患处比较潮湿，透气性差，容易出汗，又经常摩擦，患处容易被磨破，然后发生糜烂或者湿疹性变化，瘙痒会更加厉害，病程长者局部皮肤增厚呈苔藓化[1]。

――――――――

[1] 苔藓化：又称苔藓样变，是指由于角质形成细胞和角质层增殖所致局限性粗糙肥厚的皮肤损害。皮纹显著突出，触之橡皮树样粗糙。主要表现为阵发性的瘙痒，常因剧痒搔抓，越抓越厚、越粗，苔藓化越显著。

六、　股癣是由哪些真菌引起的

引起股癣的真菌以红色毛癣菌最为多见，其他包括须癣毛癣菌、疣状毛癣菌、犬小孢子菌、絮状表皮癣菌等。

七、　长在腹股沟的癣很容易被当成湿疹

湿疹和股癣是很常见的两种皮肤病，从表现上来看十分相似，而且都很痒，一般人感觉到腹股沟等部位瘙痒的时候都会以为是湿疹，但是实际上这两种疾病存在很大的区别，治疗方法也截然不同，所以，一旦腹股沟等部位瘙痒时，一定要注意做好分辨，不要自己随便用药，以免走到了治疗误区，加重病情。

股癣是一种发生在股部的真菌感染，有的时候还可能会累及会阴部和肛周部位等，因为瘙痒抓挠容易引起继发皮炎或者继发感染。股癣的皮疹有其特点，开始时边缘比较清晰，是稍微隆起的红斑，慢慢扩大后上面会有落屑，渐渐由红色转变成褐色，红斑的边缘炎症比较明显，上面有一些小疱甚至会出现糜烂的情况。

湿疹是一种由多种复杂的内外因素引起的皮肤炎症反应，也会长在腹股沟等部位。湿疹的一些临床症状和表现与股癣比

较相似，都会有剧烈的瘙痒，但是湿疹挠了不会传染，而股癣挠了小心手上也沾上真菌。湿疹大多数是栗粒大小的红色丘疹，或者是水疱，而且还会有明显的点状或者是小片状糜烂和渗液，其损害边界是不清楚的，还会出现脓包、脓性渗出及痂屑等。

　　股癣和湿疹的发病原因完全不一样，股癣是由于真菌感染引起，而湿疹主要由于过敏引起，治疗的方法当然也不同。两种疾病都很容易反复发作，所以，一定要到医院确诊之后进行正规治疗，千万不要自己乱用药！

八、　腹股沟上边缘清晰的癣一定是股癣吗

　　不一定，也可能是红癣。红癣和股癣的临床表现十分相似，但是病因与股癣不同。红癣是由棒状杆菌属的微细棒状杆菌[1]引起的一种皮肤局限性浅表感染，而股癣是由真菌感染引起的。

　　红癣典型形态为边界清楚、边缘不规则状的斑片。皮损颜色随时间长短变化，开始呈红色，随后变成褐色或棕红色，感觉就像肉眼可见的变老。红癣的表面有糠秕样鳞屑，常见于腹股沟部、腋窝、臀缝、乳房下沿、第四五趾间等皱褶部位的皮肤。一般有症状的时候没明显不适感，在腹股沟部和肛门周围

---

[1]　红癣：曾被认为是由放线菌引起，现已从红癣的鳞屑中分离出微细棒状杆菌，近来用电子显微镜已证实此种棒状杆菌是红癣的病原菌。

等易受摩擦部位可引起瘙痒及苔藓样变。

　　另外一种红癣多见于糖尿病及其他虚弱疾病的患者。表现为泛发性红癣，皮损为边界清楚的红褐色斑片，广泛分布于躯干和四肢。病程长，瘙痒明显。有研究认为，糖尿病可能是发生此种红癣的促发因素。

　　大腿根部出现红斑，伴有瘙痒，在2周内没有改善；红斑逐渐扩展到下腹部、肛门周围、臀部，且边缘出现丘疹、水疱。这时候可别再耽误了，赶快去医院，病情越重治疗周期越久。如果治疗后数周内复发，也要及时来医院复诊看一看是什么原因。

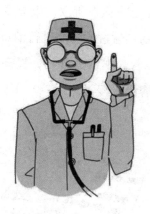

九、　如何降低患上股癣的概率

　　1. 穿宽松、吸汗、棉质内衣和透气衣物，避免穿紧身衣，避免穿潮湿衣物，不要把潮湿的衣服放在储物柜或运动包里。

2. 保持良好卫生习惯，定期洗澡，在运动或大量出汗后擦洗干净。

3. 不与他人共用毛巾、衣物鞋袜、浴盆等个人物品。

4. 对手癣、足癣、甲癣应及早诊断，积极治疗，减少自身传染的可能性。

5. 肥胖患者更应勤换干净衣物，积极控制体重，易出汗部位可以使用爽身粉等保持局部干燥。

6. 患者内衣应定期进行洗、晒、煮、烫等消毒处理。

7. 如果是接触宠物感染所致，应对宠物进行真菌学检查并治疗，同时对宠物接触过的物品进行消毒处理。

8. 进食清淡、营养丰富的食物，提高免疫力。免疫力增强后，真菌也就不容易入侵了。

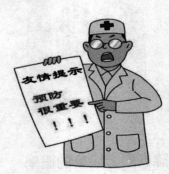

第 **4** 章
"脚气"患者千千万,万一染上可咋办

情景一　天冷了　一起泡脚吧

　　到了冬季,很多人一整天脚都是冰凉的。北方的冬季总是如此寒冷,在冰天雪地中会感觉整个人都要冻住了。小王是一名程序员,加班是家常便饭。下班时天色已晚,小王走在寒风中瑟瑟发抖。此时他多希望有一盆热水能出现在他面前,温暖他那冰冷的双脚。当小王脑中闪出"足浴,足疗"的念想时,感觉寒冬都暖起来了。他如愿地找到了一家足疗店,叫上一位技师帮他泡脚,做足疗,那是格外滋润呀,边享受边念叨着:"什么上班996,下班ICU,只要做上足疗,啥毛病都没有啦。"

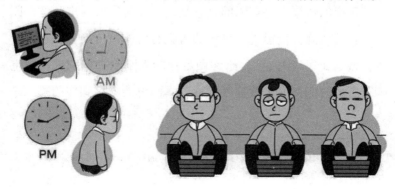

技师精湛的按摩手法缓解了小王紧张工作的疲惫，身心放飞如同在天空中自由翱翔。他想到了同事们跟他一起加班也很辛苦，独乐不如众乐。小王拿起了手机给住在附近的几个同事打电话，声情并茂地夸赞这个店技师的按摩手法，同事听了个个心动，也来到了这家店。小王豪气地招呼同事："兄弟们，来，天冷一起泡个脚。"大家一起享受着足疗带来的舒适，暖洋洋、美滋滋。

可是一周后包括小王在内的几个人脚上都陆陆续续出现了蜕皮的现象，还伴着瘙痒难耐的感觉。这难道是，感染上了脚气？

"公共场所泡脚和足疗可是感染脚气的重要途径。"随着现代人生活压力大，需要放松解压，还想兼顾养生。很多人就喜欢在空闲的时候去泡泡脚做做足疗。然而不少人就是在泡脚和足疗的过程中染上了"脚气"。"脚气"就是本章内容的主角——足癣的俗称，它还有一个别称叫"香港脚"[1]，是一种由皮肤浅部真菌引起的足部皮肤感染。

足癣的传染性是很强的，它是一种接触传染性皮肤病，因此，直接或间接接触过有足癣的脚就有可能被传染上。在足疗店，倘若走了"好运"，给你做足疗的人刚刚中招别人"香港脚"上的真菌，又来给你做足疗，真菌可能就跑到你的脚上来

---

[1] 香港脚：因为我国香港特别行政区是世界公认的足癣发病率最高的地区，所以，很多人将足癣称为"香港脚"。

了。当然足疗师的手也会遭殃,患上手癣。

很多做足疗的工作者都很疑惑:"我们做完一个客户后会洗手啊,怎么还会传染?"那他们可太小看足癣的传播能力了。事实上,做足疗的时候可不是蜻蜓点水地触碰,而是用力反复地按摩,真菌会牢牢沾染在手上,做完后仅用清水或者普通洗手液是洗不掉真菌的,只有温度达到100℃以上才能杀死真菌。谁敢用100℃的开水洗手呀,而且一般沐足、蒸桑拿的场地都相对封闭、温暖潮湿,足疗工具、浴巾等本身就很容易隐藏真菌。这下小王虽然"下班不用ICU",可是却要去皮肤科报到了。

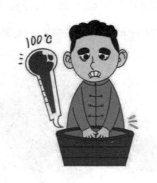

情景二 共用拖鞋——患上足癣的祸首

朱先生和赵女士的家中经常有客人来访,不想因为客人的鞋印弄脏了新换的木地板,家中多备着几双拖鞋。大大咧咧的他们,大家的拖鞋都是共用的,没有分开穿的意识。

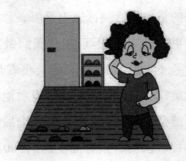

有一天，赵女士突然发现自己脚开始发痒脱皮，家离当地最好的三甲医院步行5分钟，有症状就去了，医生让她做了相关检查后诊断是足癣。医生细细询问了她的病史和生活习惯，家人以前没人患过足癣，推测可能与客人共用拖鞋有关系。有足癣的客人穿过之后会在拖鞋上留下真菌，真菌传染性强，赵女士穿了足癣患者穿过的拖鞋，导致自己患上了足癣。

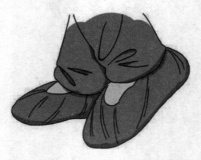

家中有客人到访时，选择一次性鞋套这样的小用品更卫生安全，即使家人与客人不共用拖鞋，客人与客人之间共用拖鞋也会造成传染。如果自己是去做客的，主人家里备的拖鞋，穿着袜子相对安全。夏天由于经常赤脚，所以，感染风险更高，建议夏天出去做客可自备鞋套。

还有一个经常共用拖鞋的地方就是浴室,有人洗澡嫌麻烦不喜欢带拖鞋,喜欢穿浴室的公共拖鞋,因此染上了足癣。所以,去浴室洗澡为了防止疾病传播最好自备拖鞋。

情景三 修脚一时爽,爽了之后却后悔

当下很多修脚店都打广告说在他家修脚能治疗脚气,孙女士前段时间看到了某修脚店的宣传就光顾了这家店,她有足癣,又不想去医院,寄希望在这家店修脚能兼顾"修"好自己的足癣。这个修脚确实还是很爽的,每次修完脚孙女士都感觉轻快舒服,但是一段时间过去了,孙女士的足癣没见好,反而出现了红肿的症状,过了几天去医院检查被诊断感染了丹毒[1]。

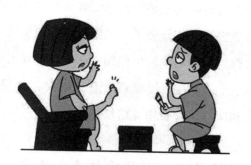

---

[1] 丹毒:是一种累及真皮浅层淋巴管的感染,主要致病菌为A组β溶血性链球菌。诱发因素为手术伤口或鼻孔、外耳道、耳垂下方、肛门、阴茎和趾间皮肤的任何炎症,尤其是有皲裂或溃疡的炎症,为致病菌提供了侵入的途径。

离开医院后孙女士突然想起有一次修脚时，自己的脚被修破皮了，当时觉得这点小伤口没啥事儿，不会有什么影响。结果第二天早上发现自己的脚趾头肿起来了，应该跟那天的破皮脱不了干系。

因为孙女士自身患有足癣，也可能足癣已合并丹毒感染，当天破皮的时候没有留下任何证据，医院的诊断只确定是丹毒感染，不能答复是不是由于修脚引起的，所以，孙女士只好与修脚店负责人协商，难以要求修脚店的人负责。足癣患者合并感染丹毒也不是十分罕见的事情了，孙女士虽然在修脚店由于破皮进而感染的可能性极大，但由于缺乏自我保护的意识，只好自己承担后果了。

如果发现自己患上了足癣，一定要到正规医院进行治疗，不要随便找地方治疗，足癣是真菌感染，修脚是修不好的。修脚时所用的工具是否完全消毒，消费者很难知晓。孙女士本身有足癣，可能因为修脚修破了皮又感染了丹毒，这个教训要接受。如在修脚过程中不幸发生损伤，一定要当场及时与商家沟通，明确责任，3个月内连续观察有无感染，如果造成感染，商家应负责相应的医疗费用并赔偿损失。

情景四——误将梅毒当足癣

梅毒被发现至今已有数百年的历史，人们经常谈及色变。

梅毒早期的症状与手癣和足癣相似,容易因为错误的判断而耽误最佳治疗时机。

家住广州的田女士突然发现自己的脚底冒出许多圆形红斑,到楼下小诊所看了看,被诊断为足癣。开了药之后吃了半年,病情反反复复也不见好转,无奈之下终于去了市里的大医院。

"她刚到诊室坐下时,我就发现她的手脚上有许多疹块。看起来不像是足癣,更像是梅毒。需查血清滴度确认一下。"皮肤科何主任经验丰富。检查结果正如她怀疑的一样,田女士血清滴度大于1:8,诊断梅毒阳性。

田女士自己非常安分守己,从来没有跟除丈夫之外的人有不正当关系,看到自己梅毒阳性的检查报告单瞬间炸毛了。于是第二天把自己的丈夫拉到了医院检查,果然,她的丈夫梅毒检查结果也为阳性。

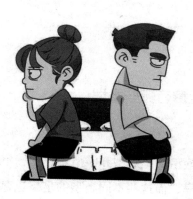

一、足癣是什么

　　足癣俗称"脚气"，是由浅部真菌感染足部皮肤导致的一种常见皮肤病。足趾间、足底、足跟及足侧缘是足癣的好发部位，皮肤出现脱皮、水疱、瘙痒等症状，易复发。病情较重者可出现糜烂、渗液并发细菌感染。足癣的传播性较强，生活中有直接或间接接触皮肤癣菌的情况，则有可能被感染引发足癣。

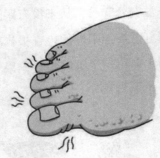

二、足癣有哪些类型

　　足癣有水疱型、糜烂型和鳞屑角化型，不同类型足癣的表现存在一定差异，而这些不同类型的足癣也存在一些共同的表现，如：①皮肤角化鳞屑、脱皮增多，干燥开裂；②局部皮肤起水疱或出现趾间浸渍、糜烂、渗液；③有瘙痒的感觉，有些合并细菌感染的足癣患者也会有烧灼、疼痛感。当然几种足癣也有各自的典型症状，我们来了解一下。

1．水疱型

足缘、趾间和足底会存在成群或散在分布的小水疱，疱壁不易破，疱液较清亮，水疱干燥吸收后出现脱屑，常伴有瘙痒。若把水疱外皮撕去，会看到蜂窝状基底和红色糜烂面，该种类型足癣一年四季均可发生，多发在夏季。

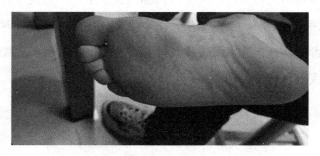

水疱型足癣

2．间接糜烂型

脚容易出汗、经常浸水或长期穿不透气鞋的人易患有本类型足癣，夏季多发，患者常感到瘙痒难忍，继发细菌感染时通常伴有恶臭，严重时可导致下肢丹毒或蜂窝织炎，有时因炎症反应明显可导致全身癣菌疹。该种类型足癣的典型表现为趾间糜烂、浸渍发白，除去发白的上皮可见红色糜烂面，有少许渗液。患者的病变经常见于第3、4趾和第4、5趾间，时间长可传染到所有趾间。

当该类型足癣并发丹毒时，常表现为单侧下肢有界限清楚的水肿性红斑，迅速向四周扩大，可出现同侧腹股沟淋巴结肿大、不同程度的全身症状如倦怠、发热等表现。

本类型足癣并发蜂窝织炎时，起初表现为界限不清的弥漫浸润性红肿，局部按压可以看到明显的凹陷性水肿，严重的还可见水疱、血疱，局部伴有明显的疼痛，还可能伴发恶寒、发热等全身症状。

癣菌疹是指足癣、头癣等远隔部位发生的一种皮疹，是皮肤癣菌感染的一种过敏反应，足癣感染灶出现明显炎症时，远隔足部的皮肤出现多形性皮疹，它的严重程度常常与感染灶炎症程度呈正比。

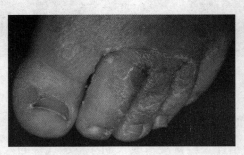

间接糜烂型足癣

3．鳞屑角化型

多发生在足跖、足缘和足后跟，表现为弥漫性皮肤增厚粗糙、干燥、脱屑，鳞屑呈片状或小点状，反复脱落。冬季足部皮肤易发生皲裂伴疼痛甚至到夏天也难以恢复。

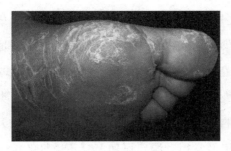

鳞屑角化型足癣

三、引起足癣的真菌有哪些

足癣的病原菌在世界各地基本相似,主要由红色毛癣菌、须癣毛癣菌、絮状表皮癣菌等引起。足癣可以在人与人、人与动物、污染物与人之间传播。

四、足癣发病率为什么居高不下

足癣是发病率最高的浅表真菌感染,从区域流行病学调查数据来看,全球自然人群发病率10%以上,就是说每10个人中至少有1位就是足癣患者。欧洲的平均发病率约有14%,还算比较低的,其他大部分地区的发病率为18%~39%。在皮肤浅表真菌感染中,足癣占1/3以上,可算癣病巨头了。

足癣有一定的家族易感性,尤以"两足一手"型手足癣更为突出。引起足癣的皮肤癣菌传播性强，可以在人与人、动物与人、污染物与人之间传播是重要原因。很多足癣患者感染足癣前都有在公共浴室、游泳池、健身房等公共区域中光脚行走、跟别人共用毛巾或跟足癣患者共穿拖鞋之类的经历。

湿热的环境也会提高足癣的发病率，有的人脚爱出汗，以至于鞋子里经常很潮湿，再加上穿不透气的袜子，就很容易感染足癣。

免疫力低下，免疫功能受损（如糖尿病、艾滋病等）患者的足癣发病率比免疫力正常人群要高得多。

足癣极易反复，约84%的患者每年发作 2 次以上，给患者的日常生活、工作和社交带来了很大的影响，很多足癣患者都有足部瘙痒导致休息不好，工作时奇痒却不能挠而烦心分神的经历。

五、足癣与湿疹怎么区分

春夏两季都是皮肤病的高发季节，足癣和足部湿疹就是比较常见的两种皮肤病，且很容易混淆。一旦混淆，用错了药，治疗起来就比较麻烦了。因此，了解足癣和足部湿疹存在什么不同，怎样区分它们是很有必要的。

1. 病因不同

湿疹是一种炎症性皮肤病，通常由过敏引起，而足癣是由皮肤浅部真菌感染引起。有的足癣患者因为脚上出现皮疹,瘙痒难忍,就以为自己得了"湿疹",这是大众的普遍误区。皮疹和瘙痒两种症状并不是湿疹所独有的特点,患者不能出现类似的症状就以为患上了湿疹,自行治疗。

2．症状表现不同

湿疹、足癣都属于皮肤疾病。经常患有湿疹的患者一般都是过敏体质,很容易过敏,皮疹通常呈现暗红斑样,皮肤表面比较干燥,也会出现一些足部粗糙导致的皮肤皲裂。足癣常见的表现症状为水疱、鳞屑、糜烂等,但是这两种皮肤病也存在相同的症状就是瘙痒,破了之后会有痛感。

3．用药效果不同

足癣与湿疹从用药效果上来看也是不一样的,大部分人脚上出现症状之后都会去药店买一些药膏抹一抹。如果患上湿疹,一些激素类软膏的治疗效果是比较好的,不过停药也容易复发;如果患者得的是足癣,却买了外用激素软膏治疗来涂,开始可能象征性地有点效果,但几天就回到原样了,甚至还可能加重,导致皮疹出现扩散。这个区别可以用来劝诫一些患者及时止损,患足癣的朋友不要再执着地抹激素类药膏了。当然最好的是不论患手足癣还是手足湿疹者,都应及时到正规医院接受治疗,不私自用药治疗,以免耽误最佳的治疗时机。

4．传染性不同

湿疹是不会传染的,足癣却有很强的传染性。这也是两种皮肤病最为不同的地方。

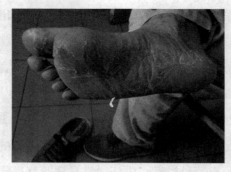

湿疹

六、脚底开裂原因多

　　皲裂，就是人们平常所说的"裂口子"，常发生在手掌、足底及肛门周围等部位。它是由于皮肤干燥或慢性炎症使皮肤的弹性减低或消失，再加上外力的作用而形成的。皲裂最常见于足部，有时候和皮肤的纹理一致，短的不到1cm，长的可以超过2cm，深的裂口可以引起轻度出血，产生疼痛。一般在寒冷的季节或从事露天作业，以及接触脂溶性和吸水性物质的人群中多见。为什么足部最容易发生皲裂呢？这与足部皮肤的解剖特点和外界因素的影响有很大关系。足跟部角质层本来就比较厚，加之常受力，因此，较易发生皲裂。而脚掌部位皮肤没有毛囊和皮脂腺，在冬季干燥时，缺乏皮脂保护，更容易皲裂。机械性的刺激，如摩擦、压迫或外伤等均可促使单纯性足皲裂发生。

在足癣中有一型为鳞屑角化型,也称为干性足癣,它是一种慢性感染,表现为足掌、足底和足两侧皮肤粗糙、变厚、变硬,上面附着鱼鳞状或大片状的鳞屑,皮肤纹理增宽、加深,在冬季气候寒冷干燥时,也会出现皲裂,并可出血,甚至继发感染,严重者疼痛难忍,妨碍行走。

除了足癣之外,还有一种引起皲裂的常见皮肤病称为皲裂性湿疹,好发于手和足。本病与过敏有关,由日常生活中接触清洁剂、肥皂、染料、油漆及日光等刺激物所致。在疾病过程中,精神创伤、内分泌失调等因素均可加重病情。对于足部皲裂性湿疹而言,病变好发于趾端掌面,可蔓延至足背和踝部,亦可发生于脚掌。主要表现为皮肤增厚、粗糙、有剧痒,继而皲裂,发生疼痛,有时病变可影响到趾甲。单纯性足皲裂,角化型足癣与足部皲裂性湿疹有许多相似之处,有时较难区别,患者还是去医院进行相应检查、及时治疗比较好。

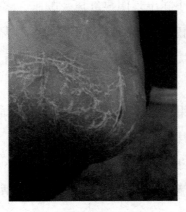

足癣和单纯性足皲裂

七、就医小指南

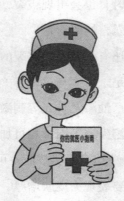

当你的脚出现了下面的几种症状后，一定要及时来医院就诊：

1. 足部皮肤出现明显开裂、鳞屑或脱皮增多。

2. 足部、小腿出现明显红斑、肿胀、疼痛、发热等，提示可能存在细菌感染症状，有丹毒、蜂窝织炎的可能。

3. 经2周以上非处方抗真菌治疗药物后，症状没有明显改善。

4. 自己使用一些外用药膏后足部病情反而加重。

5. 身体的其他部位也出现皮肤癣症。

就诊科室：皮肤科

相关检查：确诊足癣的相关检查主要包括真菌镜检和真菌培养。

八、 远离足癣应该注意什么

足癣容易出现复发和并发局部细菌感染,个人日常生活管理对防治足癣、减少复发及传播有重要意义,日常生活中应注意以下几点。

1. 重视个人卫生,不与他人共用鞋袜、拖鞋、毛巾和浴盆等日常生活物品。

2. 在公共浴池、健身房等公共卫生场所中应自备拖鞋,避免共用,尽量不要裸足行走。

3. 平时不宜穿不透气的鞋子,以免造成脚汗过多,脚臭加剧,脚易出汗或趾缝紧密的人可选择分趾袜,以利于吸汗通气。

4. 避免足部长时间浸水,要勤洗脚,洗后应及时擦干趾间;足部出汗较多时可局部使用抑汗剂,局部用硝酸咪康唑散等,既吸汗,又抗真菌。

5. 治疗过程中要服从医嘱,足量、足疗程治疗,同时还要积极治疗自身其他部位的癣病(特别是趾甲真菌病)。

6. 家庭成员、宠物的癣病也需得到及时充分治疗,减少传播风险。

7. 少吃易发汗的食物,如辣椒、生葱、生蒜等;情绪宜恬静,兴奋和激动容易诱发多汗,加重足癣。

8. 足癣是一种传染性皮肤病，应避免搔抓，防止自身传染及继发感染。

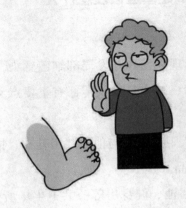

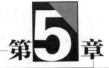

第5章
小手挠一挠，手癣跟过来

人有两个宝，双手和大脑。

人类灵活的双手是造物主的智慧创造出来的神奇器官，仿佛无所不能，我们的生活离不开这双巧手。

身上痒痒了，总想用手挠一挠，有些皮屑，总想用手抠一抠。蚊虫叮咬挠一挠神清气爽，身上死皮抠一抠锃光瓦亮。可是，如果你的痒是各种癣引起的，就像前面几部分介绍的足癣、体癣等，这一挠一抠，真菌就跑到了我们的手上，很可能会导致手癣，所以，大部分手癣都是"挠"出来的。

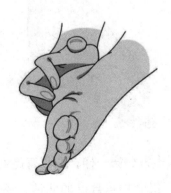

一、手癣是什么

《医宗金鉴·外科心法要诀》中描述："……初起紫白斑点，叠起白皮，坚硬且厚，干枯燥裂，延及遍手……。"《外科秘录》："鹅掌风生于手掌之上……不独犯于手掌，而兼能犯于足面，白屑堆起，皮破血出，或疼或痒者有之。"

传统中医认为，鹅掌风是因风湿蕴结于皮肤，或血虚风燥所致。以手掌水疱、脱屑、粗糙变厚、干燥破裂、自觉痒痛为主要表现的皮肤癣病，也就是我们现代医学所说的手癣，是由于真菌感染引起的。

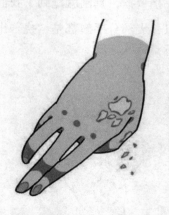

手癣与其他很多种癣病一样，也具有传染性，患病后若得不到及时治疗，不仅会加重自己的病情，还有可能传染给他人。由于手癣的发病症状多，生活中要注意了解。

二、手癣有哪些类型

1．浸渍糜烂型

一般发生在指间部位，由于指缝部位皮肤细嫩接触紧密，透气性不好，容易潮湿浸渍发白，呈现腐皮状，揭开皮损部位会看见糜烂的皮肤并且伴有渗液，渗液时而会发出恶臭，瘙痒难忍。还可能会因为挠抓引起细菌感染继发淋巴管炎、丹毒和蜂窝织炎。

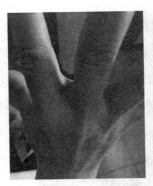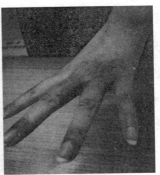

浸渍糜烂型手癣

2．汗疱型

初发多在掌心和拇、示指间部位，起病急，以水疱为主，群集或散在。水疱部位较深，壁厚而不易破溃，数天后疱液吸收脱屑，鳞屑呈领口形，皮损再向周围蔓延扩散。容易继发细菌感染，可形成脓疱及继发湿疹样改变，瘙痒剧烈。多在夏季发病，病原以须癣毛癣菌为主。

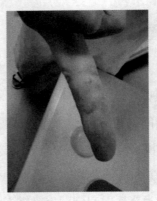

汗疱型手癣

3．鳞屑角化型

开始为丘疹或水疱，起病较慢，水疱位置也相对浅，较少继发细菌感染，疱壁易破形成脱屑，痒轻。病程反复迁延者出现角化增厚，往往双手受累，波及整个手掌甚至手背。皮损特征为局部皮肤粗糙增厚，少汗，明显的角化过度伴有脱屑，由于皮肤粗糙肥厚，容易出现皲裂、疼痛，冬重夏轻。

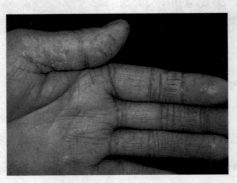

鳞屑角化型手癣

三、 哪些人更容易患上手癣

1. 不注意个人卫生，身体其他部位患有皮肤癣病的人。

2. 患有湿疹、银屑病等皮肤病患者，由于这些人免疫力较低，抵御能力下降。

3. 皮肤受损或者皮肤长期受到酸碱刺激的人，由于皮肤屏障受到破坏，易于真菌侵入。

四、 手癣是由哪些真菌引起的

手癣主要由红色毛癣菌、须癣毛癣菌等感染引起。手癣感染的主要诱因有双手长期浸水、摩擦受伤、接触洗涤剂和溶剂等，所以，手癣在从事洗刷工作的人群中发病率相当高，本病主要通过接触传染。

五、 患上手癣困扰多多

1. 手癣使玉手变"芋头"

手可谓人的第二张脸，每个人都希望有双光滑健康的手，但是手癣患者不单自己难受，粗糙难看的手，连与人握手都自惭形秽，感到尴尬，更不用说还要避免传染给他人。

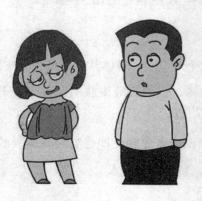

2．手癣限制了我们的工作

手部长癣的后果并不只有碍观瞻，还会累及工作，特别是一些对个人卫生要求很严的职业，如医生、护士、餐饮业、公关等工种，因为小小的真菌感染就可能要不得已远离自己喜欢的工作。

3．手癣容易传染

手癣患者可以成为传染源，手癣病灶会经常向外界播散肉眼看不见的真菌。挠抓手癣会把真菌带到身体其他部位，发生癣病，还很容易传染给家人和朋友。

4．手癣可能引起并发症

手癣严重时可引起疼痛和不适。如果手癣累及指甲部位，患甲内的肌肉可能会暴露在外或被增厚指甲压迫，一旦患甲受到各种外伤，细菌很容易就长驱直入，从而引发甲沟炎、甲床炎、手指脓皮病等并发症。

六、小手痒啊痒，是手癣还是湿疹

日常生活中手上的湿疹和手癣很难辨别，都是夏季好发，瘙痒是二者的共同特征，很容易被误诊。我们应该了解一下两种病的不同之处。

1. 发病原因

（1）湿疹：是多种内外因素引起的瘙痒剧烈的一种皮肤炎症变态反应，患者大多属于过敏体质，由于手部常接触外界各种致敏因子，如消毒液、洗涤剂、化工用品等引起。

（2）手癣：手指屈面、指间及手掌侧皮肤感染皮肤癣菌引起，拇指往往是最先发病的部位。春夏加重，秋冬明显缓解。

2. 临床表现

（1）湿疹：皮疹呈对称发生，表现为暗红斑，皮肤表面干燥、粗糙，也可角化肥厚，冬季常伴有皲裂，瘙痒，皮肤发生皲裂时有疼痛。在接触过敏原时容易发生糜烂和渗出。

病程较久的患者往往存在"灰指甲"样病变，指甲甲板污黄浑浊、肥厚、变脆，表面有不规则的凹坑、纵嵴、萎缩，甲周皮肤红肿，应注意与甲癣相鉴别，不应使用抗真菌药物治疗。

（2）手癣：皮疹一般呈单侧发生，主要表现为片状红斑。

夏季这些部位可出现水疱，水疱干燥后形成环状鳞屑，有不同程度的炎症和瘙痒。常伴有严重的足癣或甲癣。

3．传染性

（1）湿疹：无传染性。

（2）手癣：具有很强的传染性。

4．用药效果

（1）湿疹：外用激素软膏治疗前期常获良效，但容易复发。

（2）手癣：外用激素软膏会导致皮疹扩散，应使用抗真菌药物治疗。

5．发病部位

（1）湿疹：皮疹一般都发生在手背、手掌，常双手对称性分布，容易反复发作。

（2）手癣：皮疹一般发生于单个手掌，瘙痒的现象不是十分明显，严重时可波及手背、足部。

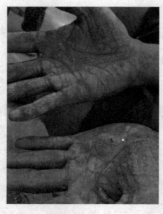

湿疹

七、形似手癣的汗疱疹

每当夏季来临，天气越来越炎热，手上或者脚上的小疱疱是不是又开始冒出来啦，并且出现反复的脱皮，甚至露出鲜红的嫩肉，还伴随着瘙痒。烦人的汗疱疹又来了，虽说是个小小的皮肤病，但它不仅影响美观，还挺难受，真是小病大麻烦，今天就为大家科普一下。

1．什么是汗疱疹

汗疱疹是一种发生于手掌、手指侧面、指端皮肤的复发性水疱病，属于湿疹的一种，特点是反复发作，常连续发作数年，伴有不同程度的灼热及瘙痒；且发病多有季节性，一般春末夏初开始发病，夏季加重，入冬自愈。

2．汗疱疹有哪些表现

汗疱疹主要表现为米粒大小水疱，半球形，略高出皮面，几个或成群出现，周围发红不明显，单个的水疱数周可消退，但不断有新的水疱形成，水疱干涸后脱皮。

3．为什么会长汗疱疹

过去认为汗疱疹与手足多汗有关系，是汗管闭塞破裂所致，但现在认为，汗疱疹属于湿疹的一种，与手足多汗没有必然联系，尽管患者常有手足多汗，且控制出汗可缓解。部分患者与镍和铬等过敏有关系，属于系统性接触性皮炎。也有些人使用了洗衣粉、洗洁剂、肥皂等会诱发加重。

4．汗疱疹会传染吗

汗疱疹是一种变态反应性（过敏性）疾病，不是由病原体引起的，因此不传染。

5．需要做真菌检查吗

做真菌检查主要是为了鉴别汗疱疹和手足癣，手足癣也是多发于夏季的皮肤病，有时与汗疱疹比较相似，但用药原则却不同，无法确定时则需要做真菌检查以排除手足癣。有时汗疱疹和手足癣也可同时发生，甚至诱发汗疱疹，称为癣菌疹。

6．如何预防和有哪些注意事项

（1）绝大多数的汗疱疹原因不清楚，有一部分人和接触洗衣粉、肥皂、洗洁剂有关系，日常生活中应尽量避免直接接触，使用时应注意戴手套防护。

（2）每次洗手和接触水以后使用保湿霜、软膏等，如凡士林软膏，不含或少含防腐剂。如果后期干燥脱皮特别严重，可以使用保湿霜后戴橡胶手套保湿。

（3）注意观察自己的汗疱疹是否与金属过敏有关，必要时可做一个斑贴试验，看看自己是否存在硫酸镍或铬过敏，如果过敏，则应尽量避免接触，不要佩戴含有镍的项链、耳环、手镯等饰物，避免戴含有这些成分的义牙。

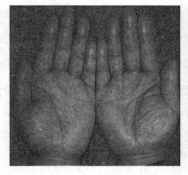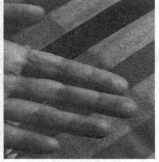

汗疱疹

八、 手干燥脱皮就是手癣么

手干燥脱皮也许是剥脱性角质松解症呢。

剥脱性角质松解症是一种掌跖部角质层浅表性剥脱性皮肤病，皮损初期为小米大小的白点，逐渐向四周扩大，类似疱液干涸的疱膜，容易自然破裂或经撕剥成薄纸样皮屑，无明显炎症变化，无瘙痒感，呈对称性发于手掌，少数累及足底。这种脱皮现象并不会影响身体健康。

此病一般不会有疼痛、瘙痒等症状，可许多人等不到角质自然脱落就习惯性地用手撕，一不小心就会弄破皮肤，导致出血、疼痛，而且使皮肤失去了表皮角质层这一天然屏障，导致一些病菌和病毒乘虚而入，造成感染。因此，一旦发现手部开始脱皮，一定不要撕扯，同时避免接触肥皂、洗衣粉和其他刺激性的物质。角质松解症的治疗比较简单，可在破裂脱皮的皮肤局部涂抹尿素软膏或维生素E软膏、凡士林软膏等油脂性软膏，前者可以软化角质层，后者则可以起到滋润和保护的作用，愈合后也要经常抹，作为手部的保养。

剥脱性角质松解症好发于秋冬之交，这与气候干燥有关。秋冬季节皮肤内水分不足，新陈代谢缓慢，皮脂腺功能减退，皮肤表面干燥，因而，容易出现皲裂、脱皮等现象。

九、怎么预防手癣

癣病的传染性是很强的，生活中要养成良好的生活习惯，平时爱挠脚的人呀，得了足癣一定要小心别传染到手上。手癣

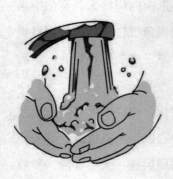

患者还要注意饮食，避免辛辣和刺激性的食物，尽量不吸烟不喝酒，多吃新鲜的水果和蔬菜，也要注意避免传染家人和朋友，对自己的衣物和生活用品经常进行消毒处理，日常生活中保持个人卫生，勤洗澡，保持患病部位的清洁和干燥。

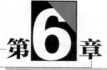

第**6**章
得了"灰指甲",一个传染俩

情景一　想给指甲穿靓装,结果变成黯灰色

随着社会经济的发展,人们在满足温饱需求后,对美的追求也越来越高。爱美的女孩们不仅注重对容貌和身材的管理,对指甲这种细节部位也要追求精致。美甲便成了很多年轻女孩乐此不疲的事。然而很多人图方便或是贪便宜选择了街头美甲,这些不正规的小店不但不能美化指甲,还可能让灰指甲找上门。

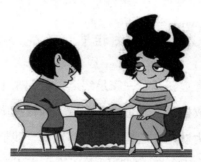

美甲,顾名思义是美化指甲,一般包括剪、磨、锉、抛光、涂指甲油等程序。美甲程序中的剪、磨等动作都有可能造成指甲周围皮肤的软组织损伤,如果使用的工具未经消毒,极

易造成真菌等病菌的感染，而美甲过程中使用过量化学物品则会让指甲组织不断受侵蚀，造成指甲愈来愈脆弱，此时真菌就会伺机而动，引发灰指甲。另外，经常彩绘和使用去光水都可能让指甲变形变质，甲床发炎，引发灰指甲。

灰指甲在医学上称为"甲癣"，主要是因为指甲受到外伤，使得真菌有机会进入甲板里生长繁殖，破坏指甲原来的正常构造，对身体造成各种伤害。虽然不是每个人指甲破了都会得癣病，但不良的卫生习惯会为癣病提供便利的生长条件，一旦遇到伤口，真菌就会疯狂滋长。

去美甲店美甲，只要是正规的、做好消毒工作的店铺，一般不会引起灰指甲，但是在美甲的过程中，如果因为材料不合格或者是操作技术不过关，引起指甲表层出现损伤，也会增加患灰指甲的风险。

情景二　小店诊断灰指甲，医院一查还真相

李女士家旁边新开了一家足浴店，看起来干净卫生。于是准备去洗个脚放松一下，可洗着洗着，却被捏脚的师傅告知有灰指甲。师傅力劝她在店里治疗，并承诺"我们包治脚上所有毛病"。李女士很爱美。脚趾甲上还涂了指甲油，平常根本就没注意到自己的脚趾甲有何异常，怎么会神不知鬼不觉地得了灰指甲呢？师傅见李女士心存疑惑，热心地继续劝说："脚趾甲这么厚了，灰指甲肯定已经很严重了"。

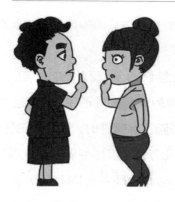

　　都说"得了灰指甲，一个传染俩"，如果自己真的有灰指甲，肯定不能儿戏般对待，但李女士还是比较理性的，没有轻易相信小店师傅的话，而是到医院挂了号，看了医生。医生看了李女士涂着指甲油的指甲说到："这样很难诊断是否有灰指甲，但从指甲缝来看，不是很像灰指甲，建议做一个真菌镜检确认一下。"李女士的检查结果显示未找到真菌菌丝，医生最终给出了"没有得灰指甲"的诊断结果，如果还是心存疑虑，可以过段时间再来检查。对于此结果李女士哭笑不得。明明自

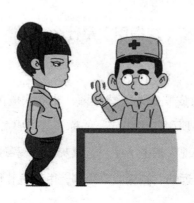

己的脚趾是健康的，足浴店的师傅怎么就凭肉眼"诊断"出自己得了灰指甲？

事实上，被忽悠的不仅仅是李女士，足浴服务升级成"治病"。"我们做的就是医院的手术""这些药都是我们的秘方，不外传""医院没有脚科的，去了也没办法""以前有位客人，在医院花了几万都没治好的病，在这里只花了一两千就治好了"，等等，小店招揽顾客真是啥都敢说。

一些足浴店、修脚店看到不透明、颜色异常的指甲就说顾客是灰指甲，从而推销治疗。指甲变厚或者颜色异常可能是由很多原因造成的，不一定就是灰指甲。而在治疗上，外用药物的治愈率不足30%，如果身体各项功能良好，医院一般会建议配合内服药来治疗，治愈率更高。

修脚店如果要从事医学诊疗项目，必须到卫生部门办理相关的手续，否则是不被允许的。消费者在类似消费的过程中要看清楚修脚店是否有相关资质。

一、 甲癣（灰指甲）是什么

甲癣是指由皮肤癣菌、酵母菌、非皮肤癣菌的霉菌等真菌侵犯甲板及甲下所引起甲病变，俗称"灰指甲"，是皮肤科常见的疾病。主要表现为指甲增厚、色黑灰或出现黄白斑点，失去光泽。病变始于甲远端、侧缘或甲褶部，甲颜色和形态异常。

二、甲癣带来的危害

1. 影响美观，危害健康，可导致手、脚指（趾）头畸形，甚至有报道被迫截肢。

2. 给生活及工作带来不便，如握手、端茶、传递物品、走亲访友等，别人不愿与甲癣患者接触，患者也不适合参与对操作人员卫生条件要求高的工作。

3. 甲癣易传染家人和朋友，亲友常因换鞋、手足接触及共用生活用品，极易导致真菌感染，造成手足癣、体癣、股癣、丹毒等皮肤病。

4. 女性朋友患甲癣也可能传染身体其他部位，并发真菌性、念珠球菌性阴道炎等妇科疾病。

三、甲癣有哪些类型

甲癣患者的甲板可以表现为浑浊、增厚、分离、变色、萎缩、脱落、翘起、表面凹凸不平、钩甲及甲沟炎等，也可表现为疼痛和甲下出血。当指甲板增厚或破坏时可影响手指精细动作，趾甲增厚或受到破坏还可能导致甲沟炎，出现"红肿热痛"的炎症反应。根据发病类型的不同，通常分为如下5型。

1. 远端侧位甲下甲癣

此为最常见的一型。常见的致病菌为红色毛癣菌、须癣毛癣菌、许兰毛癣菌、白念珠菌、近平滑念珠菌、短帚霉和柱顶孢。致病菌先侵入远端甲下甲床，再由此侵及甲下甲板。先引起甲皮质破坏，甲床下角质增生、增厚，甲板混浊，甲板变色。甲远端由于损伤边缘不规则，色素改变可由远端向近端甲床处蔓延而呈带状。由于甲板增厚，可形成甲板上翘，或引起甲分离。病程长则会出现甲远端甲板缺失、松脆、脱落，近端残甲似树桩样残留。

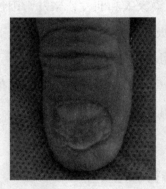

远端侧位甲下甲癣

2. 近端甲下甲癣

此型多见于免疫功能缺陷患者，如HIV感染、麻风患者等。致病菌主要为红色毛癣菌，也可为白念珠菌、絮状表皮癣菌、许兰毛癣菌等。致病菌侵入甲根部小皮和近端甲板及甲床，出现甲板混浊、增厚、粗糙凹凸不平等，常伴甲沟炎。

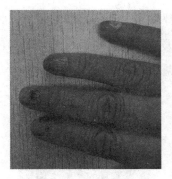

近端甲下甲癣

3．浅表白色甲癣

此型为致病菌直接侵犯甲板表层，病损起初为小于1mm的白色岛屿，渐扩大融合成白色云雾状混浊，甲板表面凹凸不平或变形，也可崩解。多数由须癣毛癣菌感染所致，也可为白念珠菌、枝顶孢霉、镰刀菌等感染。

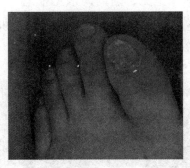

浅表白色甲癣

4．全甲营养不良甲癣

全甲营养不良甲癣可由上述三型病变加重、演变而来。全甲板侵蚀、破坏、脱落，甲床表面可见堆积的角质增生。

近年来又发现由黑色真菌感染的甲癣，临床特点为甲板粗糙不平，甲板缺失或蚕蚀，甲板混浊，暗褐色，称为真菌黑色甲病或甲暗丝孢菌病。

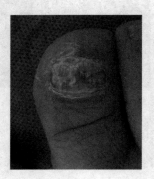

全甲营养不良甲癣

5．甲板内型

甲板内型临床少见，国内尚未见报道。损害仅局限在甲板，不侵犯甲下，甲板呈白色或灰白色，无明显增厚或萎缩，无明显炎症。

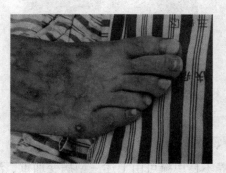

甲板内型甲癣

（提供者　陈万鑫　中国医学科学院皮肤病医院）

四、甲癣的发病情况

1．世界范围内数据表明，甲癣的发病率占自然人群的2%～18%，我国不同地区的发病率存在一定的地域差别。

2．甲癣的发病与年龄和性别有关，男性发病率高于女性，老年男性群体易感。

3．足部趾甲的甲癣发病率高于手部指甲。

五、指甲有损坏就是灰指甲么

表面失去光泽的指甲很可能是灰指甲，但还有一些常见病也可以引起指、趾甲变形，其中"甲营养不良"最易与灰指甲混淆。什么是"甲营养不良"呢？

甲营养不良是一种多因素引起的甲损害，常累及所有指、趾甲。患者指（趾）甲变薄、浑浊、变形、易碎，甲表面失去光泽、粗糙，常有纵嵴及甲剥离，真菌镜检阴性。目前尚无有效治疗方法，部分患者病情随年龄增长逐渐缓解。

甲营养不良可以是先天性甲形成不全，也见于后天性甲营养障碍。先天性甲营养不良是由于常染色体显性遗传造成先天性外胚叶发育不良，或大疱性表皮松解症，或甲髌骨综合征，或杵状指导致甲形成不全、发育缺陷、先天畸形，或继发于显性遗传造成的系统性疾病。后天性甲营养障碍导致甲生长不良的原因很多，可以是直接由营养缺乏造成，可以由各种急性传染病或其他急性病引发机体营养不良所致，也可以由慢性消耗性疾病造成。另外许多皮肤病如银屑病、恶性斑秃、扁平苔藓、梅毒、麻风、系统性硬皮病、毛囊角化病、掌跖角化病及早老症等均可伴随甲营养障碍。其他如外伤、冻疮、烧伤及许多局部因素也可造成。特别指出，现代人营养不足并非源于缺吃少喝，而是过分追求精细食物和不注意营养平衡造成的。

指甲营养不良表现为所有的指甲甲板均变薄，表面有表浅细小线纹、纵嵴，犹如被砂纸擦过。指甲无光泽，呈乳白色浑浊，指甲质脆易碎，游离缘可分离、层状松懈，有切迹。多见于18个月至18岁，但现在也多发于青年及成年人。其病因不明，无皮肤、毛发、牙齿及口腔黏膜的病变，而灰指甲通常先从1～2个指甲开始发病然后逐渐蔓延，症状包括指甲变形、病甲增厚、中空或易断，破损、枯黄、变色、甲板失去光泽、表面高低不平、甲质松脆而堆积大量碎屑，过度角质化，指甲容易断裂，严重者甲板完全脱离基部。

指甲如果长期营养不良也会引发灰指甲。因此，如果发现指甲上有相关症状，应当及时前往医院进行治疗，并补充应有的元素如蛋白质、维生素等。

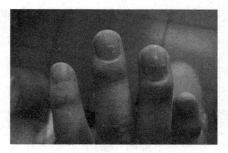

甲营养不良

六、形似灰指甲的银屑病甲损

指甲损害在银屑病患者中比较常见,但银屑病甲损并不同于灰指甲,在治疗时一定要注意。银屑病患者指甲的病变各式各样,与灰指甲有一定的相似之处,一般患者很难将银屑病甲损与灰指甲区分开来。有些银屑病患者将甲损按灰指甲进行医治,不仅不能治好甲损,反而会使病情加重。因此,对于患者朋友们,了解银屑病甲损和灰指甲的区别就很重要了。

一般银屑病甲损都出现在得了银屑病之后的患者,而不会只以指甲病变的形式出现,而灰指甲一般病变集中在指甲上,可单个或多个指甲受累。实际上,银屑病甲损与灰指甲的区别还是很大的。

1. 发病部位

当银屑病患者出现甲损时,通常在身体的其他部位也会出现银屑病症状，一般是双手同时发生，所受到损害的指甲数目不等，病情的严重程度也不同，而灰指甲则不同；病变集中在指甲上，一般以1～2个指甲开始发病，重者全部指甲均可累及。

2．临床表现

银屑病患者发生甲损时，指甲上会先出现一些针刺的小凹陷，呈顶针状，甲板可能变色增厚或与甲床分离。灰指甲的基本症状是指甲板有纵行的白色条纹穿过弧影部，之后白色消逝，呈暗色条纹且有纵嵴，指甲板变脆易裂，条纹达指甲游离缘处，可呈"V"形切迹，有时可伴远端指甲下增厚。

3．传染性

银屑病患者可以放心的是，虽然在发生疾病时可能会有甲损的发生，但是它并不具有传染性，真菌检查结果为阴性；灰指甲则不同，灰指甲是病原真菌感染引起的，具有传染性。

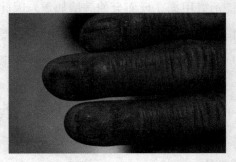

银屑病甲

七、甲下出血勿错判

随着人们生活水平的提高，大家对健康也日益重视，但太过紧张也会出现一些让人哭笑不得的现象，有些患者，明明没得什么大病，但一点小状况也能把自己吓得不轻。例如，甲下出血，发现指甲有异样，就觉得自己得了灰指甲，不好治了，感觉天都塌下来了。

甲下出血指各种原因引起的甲板下出血，该病患者多有外伤史。主要由于外伤刺激后导致局部小血管破裂，从而出现了指甲下淤血肿胀的情况。一般都有穿鞋挤脚，或长时间走"下坡路"的经历。瞬间的挤压可能并无明显的不适感，但也有可能造成甲下"黑斑"，看起来很可怕。甲下出血并不是黑色，一般看起来是褐色，但实际上是紫红色的。在皮肤镜下可以清楚地看到紫红色出血点，界限非常清晰。

灰指甲的发病是一个极其缓慢的过程，一般数月到数年，不会一夜之间就形成了。灰指甲和甲下出血的表现完全不同。灰指甲可见足部水疱脱屑，趾甲灰黄，甲板增厚，有的甲板脆性增加，甲下也有很多碎屑。

灰指甲需要去医院进行抗真菌治疗才能治愈，而甲下出血一般情况下无须治疗，一个月内血点的颜色会逐渐变浅直至消失。在生活中需要注意，要选择合适不挤脚的鞋子。如果需要上下山或长时间行走运动等，更应该注意选择适宜的鞋。

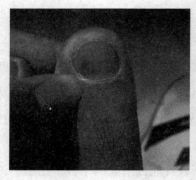

甲下出血

八、甲沟炎症细分辨

很多人患有甲沟炎或灰指甲，但患病后多数分不清自己得的是哪种，那么，两者有什么不同呢？

1．甲沟炎的症状表现

甲沟炎在刚开始发病时指甲的一边轻度疼痛和红肿，严重后化脓，脓水会向另一边或指甲下面蔓延，从而形成甲下脓肿，在指甲下面可看到黄白色脓液，使深处指甲与甲床分离。所以，患甲沟炎的早期，如若不及时采取必要的治疗措施，会使病情恶化。目前治疗甲沟炎的药物有很多，如抗生素,可抑制细菌生长,有一定的消炎作用,有肌内注射、静脉用药、外用药等剂型。此外,也可以用消炎镇痛药,有口服、软膏、注射等剂型,可以减轻疼痛和肿胀的症状。

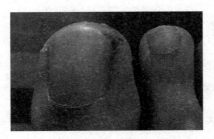

甲沟炎

2.灰指甲的症状表现

患病甲板失去光滑润泽,日久甲板增厚变形,呈灰白、浊黄色。甲板变脆而破损脱落,有时甲板与甲床分离。

九、就医小指南

甲癣虽说不大,但影响患者的身心健康,也会引起患者的社交不适及工作生活的质量。建议患者发现症状应该去正规医院就诊,不要为图方便或贪便宜到非正规机构治疗,以免造成病情延误。

就诊科室:皮肤科

相关检查:甲癣的实验室检查主要包括真菌镜检、真菌培养、组织病理学及分子生物学检测。

十、 怎样预防灰指甲

灰指甲是较为难治的顽固性慢性传染性疾病。要杜绝灰指甲的发生，就应采取积极有效的措施来预防指、趾甲被致病真菌感染，主要有以下几点。

1. 甲癣往往继发于手足癣，因此，首先要重视手足癣的防治，纠正"生了足癣是排毒，不生其他病"的不正确看法。

2. 不互借共用生活日用品，如鞋袜、拖鞋，脚盆、擦脚巾等不要与他人合用，这是防止间接感染的关键所在。

3. 养成良好的卫生习惯，平时勤洗脚、勤换袜，鞋袜经常曝晒，保持干燥。

4. 多汗的人，可适当用些抑制局部排汗的治疗方法，夏季尤其要注意预防。

5. 搞好环境卫生，不给致病真菌创造生长繁殖的外部环境，如避免住房拥挤、潮湿，注意室内通风换气，被褥常晒，床单、衬衣裤常洗。家庭中甲癣患者的日用品，应定期用沸水消毒，不能烫洗的物品用日光曝晒2～3小时消毒。

6. 增强机体抵抗致病真菌的能力，如加强体育锻炼，注重营养，对于提高抗病能力都是有利的。

7. 患者及早进行正规治疗，避免病情发展，防止传染他人。

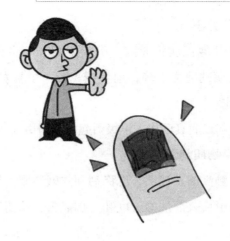

 十一、如何防止再感染

灰指甲治愈后,一般少有复发。但应预防再次感染,通常趾甲癣的再度感染率高于指甲癣,主要原因大致有以下几个方面。

1.自身感染

灰指甲治愈,但没有同时治愈手足癣,导致指(趾)甲再次被真菌感染,是造成灰指甲复发的重要因素。

2.未巩固用药

有的灰指甲患者,在指(趾)甲快完全恢复正常形态时,即以为治愈,便停止了用药,没有巩固用药一段时间,也会产生复发。

3．甲营养不良

因患有其他疾病等原因，引起甲营养不良，使甲板自身防御致病真菌的能力下降，而使指（趾）甲复发。

4．外伤

外伤引起致病真菌侵入甲板引起的灰指甲复发。

5．化学物质刺激

长期接触汽油、油漆、洗涤剂和强碱性肥皂等物质，改变了正常皮肤甲板表面的酸碱度和防御能力，从而导致复发。

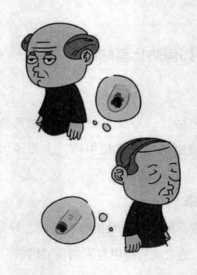

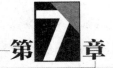

第7章

你说的白是什么白？

　　白，象征着纯洁，可它一旦跟病沾上了关系就令人瑟瑟发抖：白血病、白癜风、白喉、白化病，等等。

　　小姑娘慧慧家近日陷入了灰暗，年仅8岁的她身上突然出现了白色的斑点，而且越来越多。看着慧慧花花白白的皮肤，家人以为是患上了白癜风，听说可难治了。小小年纪的俊姑娘得了这病可怎么好啊，但慧慧家里没有白癜风的家族史呀，这个病怎么会到她身上？慧慧爷爷看着泪眼汪汪的小慧慧说："有病就去看医生，哭能有啥用？"一家人来到医院，感觉排队等候的时间是那么漫长，他们不知道慧慧的病得花多少钱，更担心花钱也治不好。

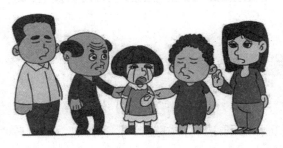

　　终于轮到了他们家了，看到泪流满面的小女孩，医生也很心痛，他仔细查看慧慧的症状，不像白癜风啊，很可能是花斑

癣，医生开了真菌镜检，让去缴费先做检查。这家人拿到检查单就犯了嘀咕，咋让查真菌呢？不会是乱开检查单，多收费吧。虽然心不甘情不愿，但还是去检查了。结果出来了：真菌镜检阳性。报告上清楚地显示出镜下观察到的短小菌丝，医生下了诊断："小朋友得的不是白癜风，是花斑糠疹，是真菌感染引起的皮肤病，这种病也会使皮肤变白，容易被当成白癜风。因为肉眼看临床表现不能完全确诊，必须通过检查找到真菌才能确定诊断。只需要抗真菌治疗，皮肤就能慢慢恢复正常。"一家人听说不是白癜风喜笑颜开，也为刚刚误会医生乱开检查单感到不好意思。

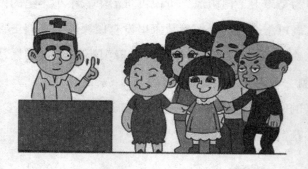

一、花斑糠疹是什么

　　花斑糠疹既往又称花斑癣，俗称汗斑，是由马拉色菌感染表皮角质层引起的一种浅表真菌病。损害特征为散在或融合的色素减退或色素沉着斑，上有糠秕状的脱屑，好发于胸部、背部、上臂和腋下，有时也波及面部。

二、花斑糠疹有哪些类型

花斑糠疹初起症状为围绕毛孔的圆形点状斑疹，以后逐渐增至甲盖大小，边缘清楚，邻近部位可相互融合成不规则大片形，而周围又有新的斑疹出现。表面附有少量极易剥离的糠秕样鳞屑，灰色、褐色或黄棕色不等，有时多种颜色共存，状如花斑，时间较久的呈浅色斑。皮疹无炎性反应，偶有轻度瘙痒感，皮损好发生于胸、背部，也可累及颈、面、腋、腹、肩及上臂等处，一般以青壮年男性多见。病程慢性，冬季皮疹减少或消失，但夏天又可复发。

花斑糠疹可分为以下四种类型。

1. 花斑型

花斑型糠疹初起呈淡褐色，表面发亮，以后出现色素减退。由于新旧皮损混在一起，而呈花斑状。

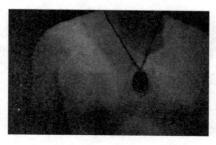

花斑糠疹花斑型

2．白斑型

白斑型皮肤除去鳞屑或痊愈后，遗留色素暂时减退。

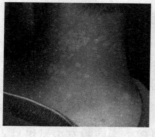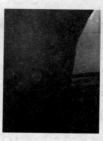

花斑糠疹白斑型

3．毛囊型

毛囊型皮肤损害沿毛囊分面，似毛囊性丘疹或斑片，鳞屑极薄。

4．斑片型

斑体型皮肤损害较少，一片或数片，表面鳞屑较厚，色泽较深。

三、什么人易得花斑糠疹

1．本病有一定的遗传易感性，有家族史的人患病风险增加。

2．常处于高温潮湿环境下的人易于患病，在热带、亚热带地区及高温潮湿环境中多发。

3．皮肤油脂分泌过多或容易出汗的人易患。

4．患有营养不良、慢性疾病的人易患。

5. 长期应用糖皮质激素和免疫抑制剂的人易患。

6. 常穿不透气衣服的人易患。

四、花斑糠疹容易长在哪些地方

1. 青少年及成年人的颈、胸、肩、背、上肢近端、腹部等皮脂腺分布多，皮脂分泌旺盛处。

2. 会阴、阴囊、包皮及臀部也可受累。

3. 热带地区患者的面部及头皮可受累。

4. 婴儿常首发在额、面部。

五、引起花斑糠疹的马拉色菌

马拉色菌镜下形态：酵母样细胞，有小领样的瓶梗，但在常规光学显微镜下，小领结构很难看清楚。该类细胞很特别，它们的一端是圆的，另一端则是直接被切断的样子，从里面生出单个芽状结构；芽常有宽阔的芽基[1]，但在某些种类里也可见狭窄的芽基。番红（safranin）染色后在显微镜油镜下看，是观察该菌形状最简单有效的方法。此外，钙荧光白染色能清

---

[1] 芽基：在实验胚胎学领域中，一般是指大体可与其他区或体部相区别的细胞群，它虽有其特定的发生方向，但尚处于未分化的状态。

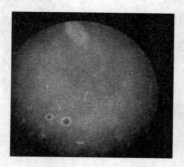

马拉色菌属镜下形态

晰地显示细胞壁的线条和特征性轮廓。菌丝常常缺失，偶尔可发现稀疏的最初的菌丝形态。

马拉色菌属菌落形态：本属除厚皮马拉色菌外，其余种在培养基上都需要脂类才可以生长，所以，培养中须添加橄榄油、吐温等脂类以促进生长。在35℃生长比28℃快，酵母样菌落，在SDA和PDA培养基上呈奶油色或浅黄色，在含吐温的科玛嘉显色培养基上呈粉红色。

皮肤表面存在三酰甘油、游离脂肪酸，而马拉色菌为嗜脂性酵母，广泛存在于皮肤表面及毛囊内，是人类和动物皮肤上的常驻菌群。新生儿出生一天后就能在皮肤表面分离出马拉色菌；青壮年皮肤表面马拉色菌增多，在皮脂腺分泌旺盛的部位（头皮、面部、躯干上部）密度最高。

马拉色菌属于条件致病菌，在条件适宜的情况下可侵犯皮肤角质层，从而致病。

六、 花斑糠疹带来的影响

1．影响外表

花斑癣如果不及时治疗会形成色素沉着，影响形象，严重的话也会影响心理健康和人际交往。

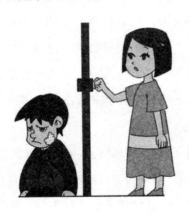

2．传染性

花斑癣是一种浅部真菌病，具有传染性，如有接触，也会影响家人和朋友的健康。

3．瘙痒难耐

花斑癣皮损活跃时有瘙痒感，严重者会有囊肿形成，且容易反复发作。

4．并发疾病

花斑癣菌会累及患者的泪囊，从而引起阻塞性的泪囊炎。

七、白癜风和花斑糠疹有什么区别

现代社会压力大、节奏快，很多人作息不规律，饮食不健康，内分泌紊乱，免疫力下降等各种因素引起各种各样的皮肤病，白癜风就是典型的一类。患了此种皮肤病特别影响形象，尤其对一些年轻女孩，更是自尊心受到严重打击，甚至有人还起了轻生的念头。但是貌似白癜风的外观可能只是得了花斑糠疹，这两种疾病非常相似，就跟上文故事提到的慧慧家误解的一样，所以，知道两者的区别非常必要。下面我们就来了解一下这两种病的特点。

花斑糠疹引起的白斑和白癜风的白斑虽然外表看上去很像，可实际上还是有差别的。花斑癣是马拉色菌引起的，患病时间长的患者，皮肤上会留下白色的斑疹，即使用抗真菌药也不能很快消退，因为这些白斑是一种色素减退或色素脱失斑，是由于花斑癣菌产生的一种特殊物质影响了皮肤的色素代谢，使黑色素的产生受到抑制的结果。花斑癣虽可在短期内治愈，但色素的恢复需要很长时间。如果不经特殊治疗，花斑癣白斑的有无取决于色素减退或脱失的程度和范围的大小，同时与个体差异也有关。花斑糠疹患者遍布世界各地，常见于相对湿度较大的热带和温带地区。

花斑糠疹引起的白斑与白癜风的白斑在发生机制和皮损表

现上不同，前者是色素减少，而后者则是色素完全消失。治疗白癜风的药物能促进皮肤黑色素的产生，增加皮肤色素量，当然也可以用于花斑癣遗留的色素减退斑。如果花斑癣已治好，而遗留色素减退斑面积较小、颜色较淡者，可以不治疗，随着时间的延长，大部分患者能自行恢复。

白癜风是一种原发性的、局限性或泛发性的皮肤色素脱失症。是由于皮肤局部色素障碍，皮肤和毛囊的黑素细胞内酪氨酸酶系统的功能减退，使表皮明显缺少黑素细胞，致使皮肤色素脱失而致。

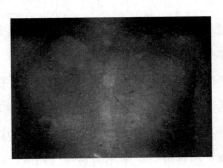

白癜风

八、 不一样的糠疹

玫瑰糠疹非常容易和花斑糠疹混淆。玫瑰糠疹和花斑糠疹一样，不仅影响外观形象，而且传染性特别强。它一般好发于青少年，多发于手指、手背、头皮等部位。那么怎么区分花斑糠疹和玫瑰糠疹呢？以下我们一起来了解。

花斑糠疹是由真菌感染表皮造成的浅部真菌病，而玫瑰糠疹则是一种发病机制尚不十分明确的红斑鳞屑性皮肤病，其治疗方法和愈后情况也不一样，但两者的皮疹却十分相似，如不注意往往容易混淆，直接影响疗效。

花斑糠疹可因接触患者的皮肤或衣物而被传染，尤其是易出汗者，更易被传染，一般在夏季发病。其皮疹形态与玫瑰糠疹有一定的区别，主要特征：皮疹为减色斑，以毛囊为中心，呈绿豆大小，常相互融合成片，其上可有浅色、棕色或淡黄色的糠秕状鳞屑，皮肤外观呈花斑状，皮屑检查可找到真菌。冬季大多数患者病情好转、常在夏季再次复发。

玫瑰糠疹的皮损发生可能与病毒感染有关，多在春秋季节发病，发病前多数有低热、咽痛、流涕或打喷嚏等感冒样症状（为病毒感染的特征）。皮损的特点是在玫瑰色的斑疹上覆有细微鳞屑，用放大镜观察可见细小的皱纹，鳞屑边缘游离，中央皮疹为椭圆形，长轴与皮纹或肋骨的走向一致，有时可找到一个最先出现的皮疹，称为母斑。皮损有向心性分布的待征，即集中发生于躯干部，再逐渐发展至四肢远端，四肢的皮疹数量较躯干少。病程有自限性，多数在4～6周痊愈，愈后不复发。可能很多人对玫瑰糠疹还比较陌生，下面给大家再详细介绍一下。

玫瑰糠疹初起的损害是在躯干或四肢某处出现直径1～3cm大小的玫瑰色淡红斑，有细薄的鳞屑，被称为前驱斑，数目为1～3个。1～2周以后躯干和四肢出现大小不等的红色斑片，常对称分布。开始于躯干，以后逐渐发展至四肢。斑片大小不一，直径0.2～1cm大小，常呈椭圆形，斑片中间有细碎的鳞屑，而四周圈状边缘上有一层游离缘向内的薄弱鳞屑，斑片的长轴与肋骨或皮纹平行，可伴有或多或少的瘙痒。少数病人的皮损仅限于头颈或四肢部位发生。本病有自限性，病程一般为4～8周，但也有数月，甚至7～8个月不愈者，自愈或痊愈后一般不复发，但也有经久不愈的情况，由于很多玫瑰糠疹患者延误治疗后容易遗留难看的色素沉着。那么如何知道患了玫瑰糠疹呢？

1. 皮损为椭圆形或圆形玫瑰色斑疹，有的皮损呈环状，表面覆有糠状鳞屑，在皮疹边缘，鳞屑更加明显，呈领圈状。

2. 通常首先在躯干部出现单个较大损害。

3. 1～2周后，躯干和四肢近端出现甲盖大小散在分布的斑疹。

4. 自觉或多或少的瘙痒。

5. 可伴有全身不舒服、头痛、咽痛等上呼吸道感染症状。

玫瑰糠疹病因尚未明确，有感染（真菌、细菌、病毒）、变态反应等多种假说，但尚无确切证据，所以，大家平常要做好日常生活中的护理，防止染病！

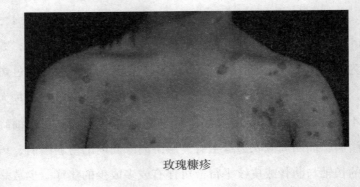

玫瑰糠疹

九、就医小指南

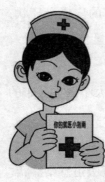

皮肤上出现大片褐色或不同于皮肤颜色的皮损时，应及时就医以明确病情。医生会通过询问病史、症状，观察皮损的特点，并结合实验室检查来进行诊断。

1. 临床表现

（1）皮损不断融合、扩大，覆盖身体大部分区域。

（2）皮损持续存在且没有改善的迹象。

（3）皮肤反复出现斑片。

2. 就诊科室

皮肤科。

3．相关检查

（1）皮损处鳞屑直接镜检。

（2）伍德灯（Wood灯）检查。

（3）真菌培养。

十、 如何预防花斑糠疹

1．预防花斑糠疹最好的方法是注意皮肤清洁卫生，出汗后要及时清洗擦净。

2．入夏后更应注意勤洗澡、去汗渍。

3．病人的内衣、内裤、被褥、床单、枕巾等要经常洗涤晾晒或煮沸消毒，既有利于早日治愈，又防止传染给他人。

4．注意营养，多吃新鲜蔬菜和水果，少吃辛辣食物，不要偏食挑食。

十一、 如何减少花斑糠疹复发

1．花斑糠疹容易出现复发的情况，需要在汗斑治愈后进行后续治疗，最好再用药半个月。

2．花斑糠疹治疗期间，要对患者的衣物、床单等物品进行消毒，可以使用开水烫洗及暴晒的方法。

　　3．良好个人卫生习惯的养成对预防复发很重要，身体要保持干爽清洁，勤换内衣。

　　4．人在免疫力低下及营养不良时，很容易引发花斑糠疹，所以，要预防复发，调理饮食、调整睡眠、锻炼身体，以增强自身的抗病能力。

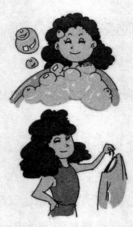

第8章
宝宝的嘴怎么了

　　小梅家里新添了个可爱的小宝宝，可是他好像总不高兴，饿了哭饱了也哭。最近更是严重，宝宝吃奶的时候一直哭闹不止，吃了一口就吐出来，能清楚看到舌头有些发白，上面长了很多小白点。小梅很担心，抱着孩子去医院检查，医生诊断说是宝宝患上了鹅口疮，是由于白念珠菌感染引起的，这让小梅很是紧张。

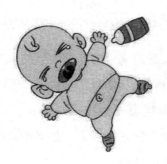

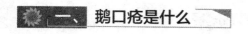

一、鹅口疮是什么

　　鹅口疮是由白念珠菌感染所引起，白念珠菌是最常见的一种条件致病真菌，口腔不清洁、营养不良的婴儿很容易感染鹅口疮，在体弱的成年人中亦可发生，但感染概率相对小。白念珠菌在健康儿童的口腔里也常可发现，其可以定植，一般情况下并不致病，但是在机体免疫力低下的时候就容易感染发病。

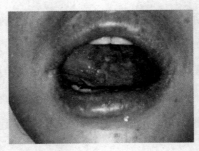

鹅口疮
（提供者　孙超　中国医学科学院皮肤病医院）

很多时候家长看到宝宝嘴上有白色的东西就很害怕，以为是鹅口疮，其实有时候只是滞留奶块。口腔滞留奶块的性状虽与鹅口疮相似，但用温开水或棉签轻拭，即可将其移动、除去，但是鹅口疮的白屑不易擦去，如果用力擦拭，白斑下面便会出现潮红、粗糙的黏膜。

二、鹅口疮的易感途径

1. 母亲阴道有念珠菌感染，婴儿出生时通过产道，接触到母体的分泌物感染。

2．孩子使用奶瓶、奶嘴等工具消毒不彻底，母乳喂养时妈妈的乳房不清洁。

3．接触感染念珠菌的食物、衣服、玩具等。另外，婴儿在6～7个月时开始长牙、爱咬手指、咬玩具，容易把念珠菌带入口腔，引起感染。

4．在幼儿园如有小朋友身上携带念珠菌，可能引起交叉感染。

5．长期使用抗生素或不恰当应用激素治疗，造成自身菌群失调，念珠菌乘虚而入。

三、 鹅口疮患者的临床表现

1．口腔黏膜出现乳白色、微高起斑膜，周围无炎症反应，形似奶块。无痛，擦去斑膜后，可见下方不出血的红色创面。斑膜面积大小不等，可出现在舌、颊、腭或唇内黏膜上。

2．好发于颊、舌、软腭及口唇部的黏膜，白色斑块不易用棉棒或湿纱布擦掉。

3．在感染轻微时，白斑不易发现，患者也没有明显痛感，有时仅在进食时会出现不适。严重时患儿会因疼痛而烦躁不安、啼哭、食欲不佳、哺乳困难，有时伴有轻度发热。

4．受损的黏膜治疗不及时会不断扩大，蔓延到咽部、扁桃体、牙龈等，严重者可蔓延至食管、支气管，引起念珠菌性食管炎或肺念珠菌病，出现呼吸、吞咽困难，少数可并发慢性黏膜皮肤念珠菌病。严重者可继发感染，造成败血症。

四、 鹅口疮需要做哪些检查

如果宝宝的鹅口疮反复发作，可以小心地刮下一点白斑送到医院检验室检测。

1．直接镜检

根据感染累及的部位不同取不同标本，制作氢氧化钾湿片或革兰染色涂片，置显微镜下检查，阳性者可见大量的球状出芽酵母菌型和假菌丝存在，有诊断价值。

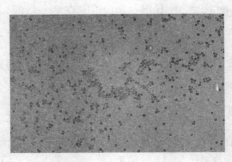

白念珠菌镜下形态

2．真菌培养

可将取样标本进行念珠菌培养，验证直接镜检的结果，同时确定致病菌的种类。

3．组织病理

怀疑合并念珠菌食管炎的患者，则不仅应做内镜取标本检查，同时应做活检，以进一步从组织病理学查找念珠菌侵袭黏膜的证据。念珠菌深部感染的组织反应不具特征性。一般呈急性化脓或坏死，可有多个脓肿或微小脓肿，内含大量中性粒细胞、假菌丝和芽胞。组织中的假菌丝和芽胞是深部念珠菌病的确诊证据。

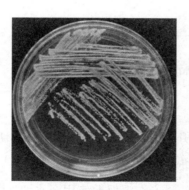

白念珠菌菌落形态

4．免疫学检测

用免疫双扩法或胶乳凝法可检出白色念珠菌抗体。利用ELISA测定血清念珠菌多糖抗原对于部分系统性和播散性念珠菌病的诊断更及时、准确。

五、 鹅口疮有什么并发症

1．宝宝会因疼痛而拒绝吃奶，造成食量减少、体重增长缓慢。

2．如鹅口疮扩散到口腔的后部，有可能"殃及"食管，一旦受到牵连，宝宝吞咽东西就会感到不舒服，甚至会因为怕痛，拒绝喝水，有可能出现脱水。

3．如果不及时治疗，白念珠菌还可能波及身体的其他部位。

六、 如何远离鹅口疮

1．产妇有阴道念珠菌病时应积极治疗，切断传染途径。

2．婴幼儿进食的餐具要严格清洗消毒。

3．哺乳期的母亲在喂奶前应用温水清洗乳晕和乳头，保持身体清洁、常换内衣、剪指甲。

4．婴幼儿的被褥和玩具要定期拆洗、晾晒；宝宝的洗漱用具尽量和家长的分开，并定期消毒。

5. 幼儿应经常性地进行一些户外活动，以增加机体的抵抗力。

6. 在幼儿园过集体生活的小朋友，日常用具不要混用。

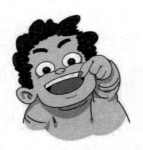

第9章
难忍之疾　难言之隐

欣美和老公刚刚度完蜜月，还沉浸在浓情蜜意中的小夫妻却遇到了难以启齿的尴尬事。欣美的外生殖器奇痒无比，她很害怕，每天都洗好几遍，但洗再多也没有好转的迹象，晚上痒得睡不着觉，白带也变得跟豆腐渣一样。想去看医生，却又不好意思，纠结了好几天，最后痒得受不了，还是去了医院。医生取了阴道分泌物进行检查，查出来是念珠菌引起的阴道炎，开了抗真菌药，并千叮咛万嘱咐该病很容易复发，一定要按照医嘱进行用药，足够量足够时间，还给欣美做了阴道清洁和负氧杀菌。

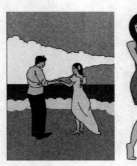
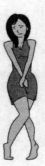

回家之后欣美用了10天药，感觉基本不痒了，走起路来也很舒服，想着用了1个疗程可能痊愈了，药物嘛，总会有副

作用，就没有继续用药。她停药3天后去医院复查，医生一看没有治疗彻底，又复发了，无奈之下又给欣美开了药，但这次，刚用了2天药，欣美的阴道依然奇痒无比，她觉得可能是药物过敏，也没有咨询医生，又擅自停药了。

欣美无意间看到了网上卖的妇科凝胶说有奇效，花了2000元买了一疗程，每天都能排出来一堆脏东西，网上的"神医"告诉她她体内有毒素，这是在给她排毒。可用了20天效果并不明显，每天还是痒，就这样欣美的念珠菌阴道炎的烦恼没完没了。

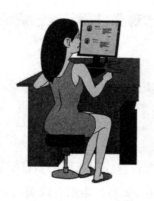

一、念珠菌性阴道炎是什么

念珠菌性阴道炎是女性很常见的一种阴道感染，表现为阴道壁充血水肿，阴道黏膜覆盖灰白色假膜，阴道分泌物增多，白而黏稠，也可稀薄，典型病例伴有豆渣样白色小块。外阴累及可见红斑、糜烂、溃疡和皲裂，可扩展至肛周甚至整个会阴部。外阴部红肿、烧灼感和剧烈瘙痒是本病的突出症状，日久可因搔抓刺激而产生湿疹样变。阴道念珠菌病更多见于妊娠期妇女，也常见于糖尿病患者，其他还可见于长期穿着不透气紧身裤的患者和使用广谱抗菌药的患者等。本病通过性交可传染给男性，引起念珠菌龟头炎或包皮龟头炎，包皮过长者易感染。

❋ 二、引起念珠菌性阴道炎的病因

念珠菌性阴道炎的主要病因为阴道菌群失调，还可见于性接触传播，或者使用了被污染的衣物用具、消毒不合格的卫生巾、卫生纸而感染。

念珠菌有许多种，人体最主要的条件致病菌为白念珠菌属。念珠菌阴道感染80%～90%是由白念珠菌引起。白念珠菌细胞呈卵圆形，由芽生孢子及细胞发芽伸长形成假菌丝，假菌丝与孢子相连成分枝或链状。念珠菌可生活在正常人体的皮肤、黏膜、消化道或其他脏器中，在阴道中存在而经常无症状。当阴道糖原增加、酸度升高时，或在机体抵抗力降低的情况下，则会致病，长期应用广谱抗生素和肾上腺皮质激素，可使真菌感染概率增加。因为上述两种药物可导致机体内菌群失调，改变了阴道内微生物之间的相互制约关系，抗感染的能力下降。此外，维生素缺乏、严重的传染性疾病和其他消耗性疾病均可成为白念珠菌繁殖的有利条件。妊娠期阴道上皮细胞糖原含量增加，阴道酸性增强，加之孕妇的肾糖阈降低，常有妊娠期糖尿病，小便中糖含量升高，这些因素都会促进白念珠菌的生长繁殖。

三、念珠菌性阴道炎患者的临床表现

念珠菌感染最常见的症状是白带多，外阴及阴道灼热瘙痒，外因性排尿困难，外阴地图样红斑。典型的情况为白带呈凝乳状或为豆渣状，阴道黏膜高度红肿，可见白色鹅口疮样斑块附着，易剥离，其下为受损黏膜的糜烂基底，或形成浅溃疡，严重者可遗留瘀斑，但白带并不都具有上述典型特征，从水样直至凝乳样白带均可出现，有的患者阴道中是一些稀薄清澈的浆液性渗出液，其中常含有白色片状物。

四、念珠菌性阴道炎患者需做哪些检查

严重及顽固性外阴瘙痒，首先应考虑是否有念珠菌感染，可通过局部分泌物直接涂片检查结合培养进行诊断，镜下容易看到菌丝分枝和芽胞。白念珠菌为卵圆形，革兰染色阴性，但

染色常不均匀，3~5μm（较葡萄球菌大数倍），常产生长芽而不脱落（芽胞），以致形似菌丝而实非菌丝，故称之为假菌丝。

五、念珠菌性阴道炎常用的治疗方法

1．改变阴道的酸碱度

如用碱性药物冲洗阴道，可用2%~4%苏打液冲洗阴道，以改变菌群的生活环境，但其效果仍有争议。

2．药物治疗

（1）制霉菌素阴道栓，塞入阴道深部，早、晚各1次或每晚1次，共2周，也可应用克霉唑栓或咪康唑栓。

（2）口服制霉菌素或氟康唑等。

（3）复方制霉菌素冷霜或咪康唑乳膏等局部涂擦，每日2次。

孕妇患真菌性阴道炎，产后虽有自愈可能，但新生儿有被感染的危险，故仍需及时治疗，以局部用药为宜。

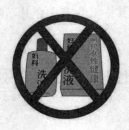

3．伴侣共同治疗

对于男性带菌者也必须进行常规治疗，这是防范与他密切接触者被感染的重要措施。

第**10**章
食物中趁虚而入的潜伏者

湖北日报2018年9月9日的一则报道（https://www.sohu.com/a/253058171_394526）：祝先生和夏先生乘坐高铁从北京回武汉，在餐车买了2盒盒饭。夏先生盒饭吃了一大半，出现上吐下泻，发现盒饭严重发霉变质。铁路官方对此回应：就9月8日晚武汉市民祝先生乘高铁购买的盒饭发霉变质一事，铁路部门高度重视，铁路食品安全监督管理办公室立即成立调查组对事件进行调查。动车组餐饮公司已于当日对同批次产品全部下架封存，暂停采购相应食品有限公司的动车盒饭。

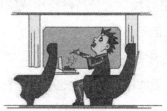

 广州铁路 V

9月9日 21:23 来自 HUAWEI Mate 10

铁路部门就"北京开往武汉高铁供应盒饭发霉"做出回应：立即调查整改 同批次产品全部下架

就9月8日晚武汉市民祝先生乘坐G505次高铁购买的盒饭发霉变质一事，铁路部门高度重视，广州铁路食品安全监督管理办公室立即成立调查组对事件进行调查。广州动车组餐饮公司已于当日对同批次产品全部下架封存，暂停采购上海新成食品有限公司的动车盒饭。

铁路部门表示，相关调查结果及问责情况将第一时间向社会公布，并向旅客表示诚挚歉意。下一步将完善相关机制，全力加强旅客列车食品安全监督管理，切实维护旅客权益。收起全文 ∧

铁路部门表示，相关调查结果及问责情况将第一时间向社会公布，并向旅客表示诚挚歉意。下一步将完善相关机制，全力加强旅客列车食品安全监督管理，切实维护旅客权益。

霉菌引起食物中毒的情况时有发生，让我们了解一下。

一、 霉菌是什么

霉菌是丝状真菌的俗称，可以理解为"发霉的真菌"，它们往往能形成分枝繁茂的菌丝体，但又不像蘑菇那样产生大型的子实体。在潮湿温暖的地方，很多有营养的物品上容易滋生。那些肉眼可见的绒毛状、絮状或蛛网状的菌落，就是霉菌。构成霉菌的基本单位称为菌丝，呈长管状，宽度2～10μm，可不断从它的前端生长并且发出分枝。大量菌丝交织成绒毛状、絮状或网状等，称为菌丝体。菌丝体常呈白色、褐色、灰色、黑色或呈鲜艳的颜色（如绿色的青霉、黄色的黄曲霉）。霉菌繁殖迅速，常造成食品大量霉腐变质。不过霉菌中也有一些有益种类已被广泛应用，是人类实践活动中最早利用和认识的一类微生物。

二、 怎样预防有害霉菌

霉菌在我们的生活中无处不在，它喜欢生长在温暖潮湿的环境，遇到合适的环境就会大量繁殖，还会产生纷飞的孢子，落在米饭、馒头、水果、蔬菜上等就长毛了。它们无处不在，要怎样采取措施才能阻止霉菌对我们日常生活的侵犯呢？

1. 土法防霉

在100公斤的大米中放1公斤海带，可有效杀灭害虫、抑制霉菌。虽然防霉变的方法很多，但要消除霉菌毒素的危害很难，因此，对一些已霉变的食品，不能吝惜，一定要及时丢掉，千万不要持侥幸心理食用，否则引起食物中毒就得不偿失了。

2. 密封保藏防霉

霉菌多属于需氧微生物，它的生长繁殖需要氧气，所以，瓶（罐）装食品在灭菌后，充以氮气或二氧化碳，加入脱氧剂，将食物夯实，进行脱气处理或加入油封等，都可以造成缺氧环境，防止大多数霉菌繁殖。干香菇、木耳、笋干、虾米等干货放在密封的容器内保存。

3. 低温防霉

肉类食品，在0℃的低温下，可以保存20天不变；年糕完全浸泡在装有水的瓷缸内，水温保持在10℃以下，可防霉变。

4. 加热杀菌法

对于大多数霉菌，加热至80℃，持续20分钟即可杀灭，但黄曲霉毒素耐高温，巴氏消毒（80℃）都不能破坏其毒性。

5. 干燥防霉

收割后的粮食要及时晾晒、烘干，储存在通风、干燥的环境中。

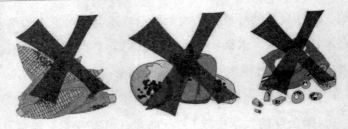

三、影响霉菌生长繁殖及产毒的因素

潮湿温暖的环境适宜霉菌生长，影响霉菌生长繁殖及产毒的因素很多，与食品关系密切的有水分、温度、基质、通风等，控制这些条件，可以控制食品中霉菌的污染。

1．水分

霉菌生长繁殖主要的条件之一是必须保持一定的水分，通常来说，米麦类水分含量在14%以下，大豆类在11%以下，干菜和干果品在30%以下，微生物是较难生长的。食品中真正能被微生物利用的那部分水分被称为水分活性（water activity缩写为Aw），Aw越接近于1，微生物最易生长繁殖；当Aw降为0.93以下时，微生物繁殖受到抑制，但霉菌仍能生长；当Aw在0.7以下时，则霉菌的繁殖受到抑制，可以阻止产毒的霉菌繁殖。

2．温度

温度对霉菌的繁殖及产毒均有重要的影响，不同种类的霉菌最适生长温度不尽相同。大多数霉菌繁殖最适宜的温度为25～30℃；在0℃以下或30℃以上，不能产毒或产毒力减弱。大家最熟悉的黄曲霉，最低繁殖温度范围是6～8℃，最高繁殖温度是44～46℃，最适生长温度37℃左右，但产毒温度则不一样，略低于生长最适温度，如黄曲霉的最适产毒温度为28～32℃。

3．食品基质

与其他微生物生长繁殖的条件一样，不同的食品基质霉菌生长的情况是不同的，一般而言，营养越丰富的食品，霉菌生长的可能性就越大，天然基质比人工培养基产毒量高。实验证实，同一霉菌菌株在其他培养条件相同时，生长在富含糖类的小麦、米为基质的霉菌比生长在富含油料为基质的霉菌黄曲霉毒素产毒量高。另外，相比快速风干，缓慢通风霉菌易繁殖产毒。

四、霉菌会产生哪些危害

霉菌毒素对人和畜禽主要毒性表现在神经和内分泌紊乱、免疫抑制、致癌致畸、肝肾损伤、繁殖障碍等。鸡天生对霉菌毒素敏感，饲料中较低的毒素含量就会造成鸡群大量死亡。

1．黄曲霉毒素

黄曲霉毒素是高毒性和高致癌性毒素，由黄曲霉、寄生曲霉和软毛青霉产生。黄曲霉毒素是由两个不等的二氢呋喃妥因环组成的化合物。它与细胞核和线粒体DNA结合，造成蛋白质合成受损，干扰肝肾功能，抑制免疫系统。

2．麦角毒素

麦角毒素是由谷物中的麦角属真菌分泌，化学本质是菌核内的众多生物碱组成的化学基团。在这些化学基团中，有的生物碱侵害神经系统，引起痉挛和感觉神经紊乱；有的侵害血管系统，引起血管收缩和肢体坏疽；有的侵害内分泌系统，影响垂体前叶神经内分泌的调控。因此，麦角中毒以血管、神经和内分泌紊乱为特征。

3．单端孢霉毒素

包括镰刀菌属在内的多属霉菌均可产生各种单端孢霉毒素，研究表明，在发现的100多种单端孢霉毒素中约50%是由镰刀菌属产生。单端孢霉毒素的致病机制是破坏结构性脂质，抑制蛋白合成和DNA合成。

4．腐马毒素

腐马毒素由串珠镰刀菌分泌，中毒的机制是破坏鞘脂类的合成。蛋鸡的中毒症状表现为拉稀、排黑色黏性粪便，采食减少，体重减轻，肢体残废，死亡率增加。体外实验证明，腐马毒素对巨噬细胞和淋巴细胞有毒性作用，降低免疫细胞的杀菌活性。

5．玉米赤霉烯酮

玉米赤霉烯酮主要由禾谷镰刀菌产生，粉红镰刀菌、三线镰刀菌等多种镰刀菌也能产生这种毒素。玉米赤霉烯酮具有雌激素样作用，其靶器官主要是雌性动物的生殖系统，可引起动物繁殖功能异常，在急性中毒的条件下，对神经系统、心脏、肾、肝和肺都会有一定的毒害作用。

6．赭曲霉毒素

赭曲霉毒素是由赭曲霉和纯绿青霉产生的一种肾毒素，是对家禽最毒的霉菌毒素。赭曲霉毒素中毒可以引起原发性肾病，也可影响肝脏、免疫器官和造血功能。解剖检查可见肝脏、胰腺、肾苍白，肾肿胀，输尿管有白色尿酸盐沉积。

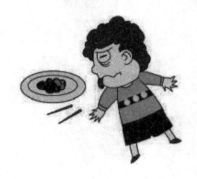

第11章

"超级真菌"的前世今生

最近几年一个恐怖的词"超级真菌"在全世界蔓延,它是谁?它从哪里来?会到哪里去?

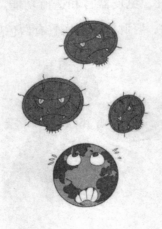

一、"超级真菌"它是谁

2009年,日本学者报道从一位70岁女性患者外耳道的分泌物中分离出一株新的念珠菌菌种,与它的近亲希木龙念珠菌(*Candida haemulonii*)极易混淆,但与近亲不同的是,该菌株在42℃时仍能生长。同年,韩国学者也报道了从15位慢性中耳炎患者耳道分泌物中分离出来这种极易与其他念珠菌混淆的新菌种,并且对唑类药物和两性霉素B具有不同程度的耐药性。由于它最早是从耳朵里发现的,所以,就叫它耳念珠菌了(*Candida auris*),倒也好记。

一开始,人们对它还不熟悉,逐渐地就发现,它不只会在耳朵里捣乱,还会再往深里侵袭。2011年,韩国学者在对念珠菌菌血症进行回顾性研究时发现了由耳念珠菌引起的真菌血症。此后,印度、肯尼亚、南非、科威特、委内瑞拉、美国、英国等国都相继报道了耳念珠菌血流感染。除了散发病例外,部分病例更是呈现出在医疗机构内暴发流行的情况,因此,引起了全球的重视。截至2020年底,全球已有44个国家及地区发现并报道了耳念珠菌感染病例。更令人不安的是,这些菌株为了生存不断变异,很多都升级成了可以对抗多种抗真菌药的"超级真菌"。

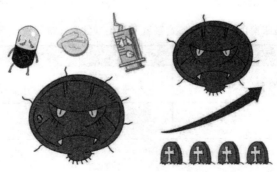

2018年,我国首例耳念珠菌临床菌株是自一位76岁女性

患者支气管肺泡灌洗液中分离到的，庆幸的是，与国外报道的大部分菌株耐药不同，我国首例耳念珠菌分离株对抗真菌药敏感。同年，沈阳及北京分别报道了15例及2例耳念珠菌感染病例，只对氟康唑单药耐药。目前在我国还没有大规模的耳念珠菌感染，对于这个新菌的认识还很有限，虽说不用恐慌，但也不能太掉以轻心。

二、鉴定鉴别需仔细

采用传统的表型鉴定方法和酵母菌鉴定系统，极易将耳念珠菌误判为其他微生物，美国CDC网站总结了可能出现的误判情况（表1），并建议如出现表中所列的判定结果或表型鉴定出现困难时可进一步采取质谱、PCR、测序等分子生物学方法鉴定及鉴别。

表1　临床常用的酵母菌鉴定系统可能出现的耳念珠菌鉴定误判情况

鉴定方法	耳念珠菌会被鉴定为
Vitek 2 YST*	希木龙念珠菌 *Candida duobushaemulonii*
API 20C	胶红类酵母菌 清酒念珠菌
API ID 32C	中型念珠菌 清酒念珠菌 克鲁维酵母

（待　续）

（续 表）

鉴定方法	耳念珠菌会被鉴定为
BD Phoenix 酵母鉴定系统	希木龙念珠菌 链状念珠菌
MicroScan	无名念珠菌 季也蒙念珠菌 ** 葡萄牙念珠菌 ** 近平滑念珠菌 **
RapID Yeast Plus	近平滑念珠菌 **

三、耐药特征要警惕

美国疾病控制与预防中心在 2017 年一项针对 54 株耳念珠菌菌株的药敏研究发现，氟康唑耐药菌株高达 93%，对两性霉素 B 和棘白菌素的耐药比例也分别高达 35% 和 7%。强耐药性和高致死率已经使耳念珠菌变成了大众闻之色变的"超级真菌"。

由于各地报道的耳念珠菌耐药发生率存在较大差异，美国疾病控制与预防中心建议所有耳念珠菌分离株均应行药敏试验，目前尚未建立针对耳念珠菌的药敏折点，数值主要参照其他念珠菌菌种及专家建议。具体数值及解读可参照美国疾病控制与预防中心网站：https://www.cdc.gov/fungal/candida-auris/c-auris-antifungal.html。此类药敏折点与用药后的预后之间的关联尚待进一步临床研究。

四、感染风险需重视

与其他念珠菌菌株相似，耳念珠菌也有定植和侵袭性感染两种形式。目前已经在包括鼻腔、腹股沟、腋窝和直肠在内的多个身体部位检测到耳念珠菌的定植。部分患者初始筛查阳性，随后给予了干预措施，如棘白菌素治疗且复查阴性，但3个月或更长时间后却再次出现筛查阳性。这些不确定性提示对于定植病人需要长期随访、多次筛查监测，并在治疗期间或再入院时做好必要的隔离。定植的风险因素主要是与携带耳念珠菌的患者或环境接触。

侵袭性感染则表现为多种形式，其中念珠菌血流感染最为常见，高危因素包括广谱抗生素的使用、抗真菌药物的暴露、中心静脉导管、导尿管留置、心血管手术、合并其他严重基础疾病及长期入住ICU等情况。

不同地区的耳念珠菌感染病死率报道差别较大。在美国、印度等地区，侵袭性耳念珠菌感染病死率高达50%以上。委内瑞拉及哥伦比亚报道则显示耳念珠菌血症患者30天生存率分别为72%及65%。不过合并多种基础疾病的重症人群病死率本身就相对较高，在这种情况下，耳念珠菌感染本身的贡献占了多大权重尚有待研究，因此，对待所谓的"超级真菌"，我们应该引起重视，但却无须草木皆兵，陷入恐慌。

五、防治结合、预防为先

由于耳念珠菌可造成医疗卫生机构内的传播流行，且耐药率与病死率相对较高，因此，做好相关预防与控制措施极为重要。英国、美国、南非以及欧洲等国家均已陆续发布专业指导意见，涵盖了患者隔离、接触防护、设备及环境清洁等方方面面。根据疾病控制与预防中心专家的建议，医疗机构耳念珠菌感染的预防控制措施需包括以下几个要点。

1. 对于耳念珠菌患者应单间隔离，并施行标准接触隔离措施。

2. 对于患者接触过的环境或可重复使用设备采用推荐方法进行清洁及消毒程序。

3. 患者在医疗机构间转运时，相关医务人员应对其耳念珠菌携带或感染状态进行及时沟通交流。

4. 对于耳念珠菌新诊断病例的接触者及时进行筛查，如及时发现有定植情况。

5. 对于任何新发定植或感染病例做好流行病学调查与追踪。

还有学者提出，根据患者病情及时调整非必要的抗真菌药物治疗，这对于预防耳念珠菌感染也至关重要，毕竟耳念珠菌曾经也是敏感株为主，它们的耐药性极有可能是在药物的

"胁迫"下逐渐形成的，成为了"打不死的小强"，所以，不恰当不彻底的抗真菌治疗也是一大隐患，应预防。

我们要有信心，耳念珠菌感染是可测、可治、可预防的。2018年，中华医学会感染病学分会联合感染、重症、呼吸、血液、皮肤、微生物和药学等多个学科的专家，启动了《中国念珠菌诊断与治疗专家共识》的编写，共识中也专门提及了耳念珠菌及其临床特点，为国内念珠菌病的诊治再添一柄利刃。

第12章
会引发恐慌的毛毛

2021年毛霉菌在印度引起了极大的恐慌，在印度地区的新型冠状病毒肺炎患者中感染毛霉菌的病例迅速增加，有报道2周之内就增加了8000多例，在印度境内迅速蔓延。其症状表现为头痛、鼻出血、咯血、面部麻木和肿胀、视物模糊、呼吸困难等，严重情况下还可能造成上颌骨受损，甚至失明。多人因此死亡，病死率高达50%。

一、毛霉是什么

毛霉是一种真菌，在自然界中十分常见，是粮食、豆腐、植物、水果等的常见腐生菌和空气中的气生菌，它会产生孢子，在空气中传播。毛霉是条件致病菌，一般情况下不会引起人群致病。

二、毛霉病有哪些临床特征

1. 脑鼻型

毛霉通过空气进入鼻腔，然后蔓延至上腭、鼻窦、眼眶，可到大脑额叶，形成鼻脑综合征。该病起病急，脸的一边出现肿块，鼻涕，鼻腔和眼眶都有血和血痂。小部分患者病原菌会侵入脑的深部，不局限于额叶。严重糖尿病或酸中毒是该病的易感因素，预后差，患者病死率高。

2. 心肺型

毛霉直接侵入气管、支气管和肺，引起支气管炎和肺炎症状，并有血管栓塞引起肺梗死现象。患者会有胸闷、胸痛、咳嗽、痰带血等症状。严重糖尿病、白血病和淋巴瘤患者易感，病程快，病死率高。

3. 胃肠型

通常在慢性消化道疾病基础上发生，临床表现因感染器官和范围而定。常见症状有腹痛、腹泻、呕吐咖啡色物、黑粪或粪便带血。由于血管栓塞引起黏膜溃疡。胃、肠、肝、胆、胰等脏器都可发生，但以胃肠常见。

4. 皮肤型

大多发生于白血病等病的基础上，表现为较大的斑块，中央坏死破溃，有焦痂形成，外围红色环。原发损害多见于大面积烧伤患者，有焦痂形成。

5．播散型

上述4型均可引起播散型毛霉病，但多见于中性粒细胞减少的肺部毛霉感染患者。播散部位以脑部最多见，其他有心、肾、膀胱、子宫、骨、腹主动脉、隐静脉等。

三、毛霉病发生和传播的可能原因

1．环境里的毛霉菌导致的感染，原因是病房无菌程度不够。

2．患者本身带的毛霉菌导致的感染，原因是插管时口腔长期暴露在富氧环境。原因：插管时插歪了；呼吸机运行程序问题，供养节奏和病人呼吸节奏不一致。

3．患者的基础疾病已经导致免疫功能下降、易感。

第**13**章
无处不在的真菌大环境

　　以上说了很多真菌感染惹麻烦的故事，其实能够对人类致病的只是真菌家族中的一小部分，也就300多种，而自然界估计得有150万种以上的真菌，它们广泛地分布在我们的地球上，可上高原可下深海，可隐居于深山老林，也可活跃在市井闹区，有很多好吃好玩好看的存在都跟它们有关系。它们无处不在，我们一口气吸进来，就不知吞了空气中多少真菌孢子，但对于正常人来讲，一般都无大碍。

　　说到可吃的真菌，香菇、木耳、银耳、金针菇、猴头菇、松茸等，各种美味菌菇是我们饭桌上不可少的营养美味。

　　说到可用的真菌，红曲、酿酒酵母、面包酵母等，大家的生活都离不开它们。

　　说到可入药的真菌，冬虫夏草、灵芝、茯苓、猪苓等，我

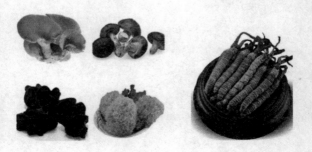

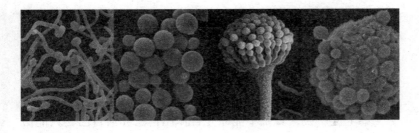

们的祖辈世世代代用它们强身健体。

一、简述真菌界

　　真菌界可是生物学分类五大界之一呢！其他四界为：原核生物界（细菌、蓝绿藻和螺旋体）、原生生物界（原生动物和一些藻类）、植物界（植物、苔藓和蕨类）、动物界（动物）。真菌和动植物一样都是真核生物，不同的是，相比较于动物细胞，真菌多了一层细胞壁，而相比于植物细胞，真菌又没有叶绿素，它不能自己光合作用。因此，我们一般会说真菌是不同于动植物的第三类真核生物。

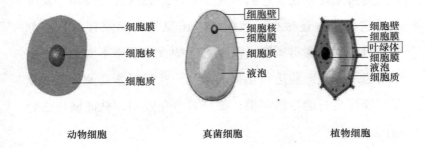

动物细胞　　　　　　真菌细胞　　　　　　植物细胞

二、真菌界中的麻烦小分队

如上文所说，真菌不能靠光合作用自己养活自己，只能摄取外界营养生长繁殖，所以，真菌就各自想办法找食物了。有些瞄上了人类，就会成为本书中那些恼人的小魔鬼。如侵犯到皮肤、皮下组织等就形成浅部真菌病，包括灰指甲、体癣、头癣、股癣、脚气等，主要由皮肤癣菌、角层癣菌、孢子丝菌、着色真菌引起，一般不会导致患者死亡，病原菌耐药率低；如侵袭到血液、脑脊液及脏器，就形成深部真菌病，主要由侵袭性念珠菌、隐球菌、侵袭性霉菌引起，若不及时正确诊断与治疗，可导致患者死亡。

三、人与真菌和平共处

真菌无处不在，它们对人类生活起到巨大的作用，而大众对它的了解还很少。致病性真菌只是真菌家族的一小部分，只要我们懂得预防，发现可能的真菌感染不要忽视，也不要恐慌，到医院进行正规的治疗，及时阻断真菌传染的途径，养成良好的生活习惯，提高自身免疫力，就能做自己健康的主人。

附录A
真菌病治疗指南

头癣治疗要达到清除真菌、治愈患者、减少瘢痕、阻断传播的目的。治疗以系统药物为主，辅助局部外用药物，同时需要对污染物和污染环境进行消毒除菌，防止再次感染及传播。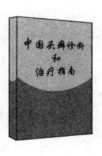

1. 系统治疗

可选择抗真菌药物灰黄霉素、特比萘芬、伊曲康唑和氟康唑。后3种药物对于头癣的疗效与灰黄霉素相当，但安全性更高，不良反应较少。对低龄儿童应按照药品说明书建议年龄范围用药，必要时需监护人知情同意。

灰黄霉素仍可用于头癣治疗。儿童剂量为每天每千克体重15～25mg，成年人为每天1g，分2次口服，连续服药6～8周。我国灰黄霉素片剂为微粒化剂型，按照说明书用药。灰黄霉素对皮肤癣菌有抑菌活性，病情较重者选较高剂量。灰黄霉素对小孢子菌作用强于毛癣菌，治疗小孢子菌所致头癣疗程6～8周，毛癣菌所致头癣疗程更长（12～18周）。不良反应包括头痛、消化道症状、光敏感、中性粒细胞减少等，治疗前及治疗后2周做血常规和肝功能检查。

特比萘芬2岁以上儿童均可使用，儿童体重＜20 kg，每日62.5 mg；20～40 kg，每日125 mg；体重＞40 kg，剂量同成年人，每日250 mg，疗程4～8周。特比萘芬对毛癣菌所致头癣疗效好，可作为一线用药；但对小孢子菌所致头癣，疗程需要适当延长至6～8周。儿童耐受性好，不良反应发生率低，主要为胃肠道反应和皮疹。

伊曲康唑治疗头癣疗效较好，尤其针对小孢子菌头癣和毛癣菌头癣。儿童剂量为每天每千克体重3～5 mg，成人每日100～200 mg，每日1次或分2次服用，疗程4～8周。口服伊曲康唑有胶囊剂和口服液，胶囊需要餐后用全脂牛奶（脂溶性）或可乐（酸性饮料）送服吸收更好。伊曲康唑口服液则推荐空腹服用，吸收率高于胶囊，可用于幼儿，儿童耐受性良好，不良反应发生率低，消化道症状最常见，其次为皮疹，成人患者用药时注意药物相互作用。

氟康唑治疗头癣，儿童剂量每天每千克体重3～6 mg，成年人每日100～200mg，每日1次口服，疗程4～8周。氟康唑治疗儿童头癣应用经验较少，但对儿童黏膜念珠菌病应用较多，总体儿童耐受性好，不良反应发生率低。氟康唑对毛癣菌和小孢子菌所致头癣疗效与灰黄霉素相当。

口服抗真菌药治疗头癣一般采用连续疗法，需每日服药，特比萘芬、伊曲康唑和氟康唑也有间歇服药的报道，但文献较少。对小孢子菌所致头癣，建议选用灰黄霉素或伊曲康唑；对毛癣菌引起的头癣，建议选用特比萘芬卟。如果疗效不佳，治疗4周临床和真菌学检验情况都不明显时，可适当延长疗程或换用其他抗真菌药。

2．局部治疗

外用抗真菌药单独使用难以治愈头癣，但其作为辅助治疗可以降低带菌率及传染性。外用抗真菌洗剂，每日1次，每次局部停留5～10分钟，使用2周或至疗程结束。目前已上市的外用药以咪唑类和丙烯胺类药物最常用。咪唑类药物包括克霉唑、咪康唑和益康唑等。丙烯胺类药物包括特比萘芬、布替萘芬和萘替芬等，以及咪唑类和丙烯胺类复合制剂。其他还有阿莫罗芬（吗啉类）、利拉萘酯（硫代氨甲酸酯类）、环吡酮胺（环吡酮类）等。

3．脓癣治疗

脓癣临床症状较重，系统抗真菌药物需选用剂量范围中的较高剂量，疗程也需适当延长。联合系统应用糖皮质激素1～4周可缓解临床症状。脓癣合并细菌感染时，在细菌药敏结果指导下联合应用抗生素。脓癣切忌切开引流。

4．疗效评定标准

疗程结束后根据临床表现结合真菌镜检和（或）真菌培养结果综合判断。一般患者每2周复诊1次，根据临床表现及真菌学检查，指导后续治疗。一般真菌学检查阴性后可以停止口服抗真菌药物，停药后定期复查，连续2～3次真菌学检查阴性后方可认为治愈。

二、中国体癣和股癣诊疗指南（2018修订版）

治疗目标是清除病原菌，快速缓解症状，清除皮损，防止复发。外用药、口服药或二者联合均可用于股癣的治疗，强调个体化用药。

1. 局部治疗

外用抗真菌药物为首选，一般为每日1～2次，疗程2～4周。外用药以咪唑类和丙烯胺类药物最常用。咪唑类药物包括咪康唑、益康唑和联苯苄唑等。丙烯胺类药物包括特比萘芬、布替萘芬和萘替芬等。其他还有阿莫罗芬（吗啉类）、利拉萘酯（硫代氨基甲酸酯类）、环吡酮胺（环吡酮类），以及咪唑类和丙烯胺类复合制剂等。

同时含有抗真菌药物和糖皮质激素的复方制剂，可用于治疗炎症较重的体股癣患者，但应注意避免糖皮质激素的不良反应，建议限期应用1～2周，随后改为外用单方抗真菌药物至皮损清除。

2. 系统治疗

外用药治疗效果不佳、皮损泛发或反复发作及免疫功能低下患者，可用系统抗真菌药物治疗。常用特比萘芬和伊曲康唑。特比萘芬成年人量为每天250mg，疗程1～2周。伊曲康唑每天200～400 mg，疗程1～2周。如患者合并有足癣和（或）甲真菌病，建议一并治疗。

3．特殊人群的治疗原则

老年人除了感染部位及受累面积外，还需要考虑其他基础病和药物相互作用等因素。如果感染面积较大且不宜采用系统治疗时，局部治疗应适当延长疗程。如果需要系统抗真菌药时，宜选择药物相互作用较少的药物。

儿童皮肤更新速度较快，局部治疗可能比成年患者有更好的临床疗效。皮损面积过大或者有明显的毳毛受累时，可以考虑联合口服抗真菌药，特比萘芬和伊曲康唑治疗儿童体股癣均较安全有效。

妊娠及哺乳期 根据国家食品药品监督管理总局（CFDA）的妊娠期药物安全分级标准，目前归入B类的抗真菌药包括克霉唑、奥昔康唑、特比萘芬、萘替芬、环吡酮胺等药物，在大剂量的动物安全性研究中没有发现生殖毒性。克霉唑和咪康唑在多项大样本的妊娠早期及中后期临床研究中表现出很好的安全性，未发现明确与之相关的胎儿发育异常的报告。上述药物可在权衡利弊后酌情用于妊娠期体股癣的局部治疗。在哺乳期药物安全分级中，克霉唑、酮康唑、咪康唑、特比萘芬等外用抗真菌药被列入L2级（较安全，在有限数量的对哺乳母亲用药研究中，尚无证据显示其副作用增加）。系统使用特比萘芬和氟康唑亦列入L2级。哺乳期的体股癣，建议以L2级抗真菌药物的局部治疗为主。免疫缺陷人群建议局部与系统抗真菌药物联合治疗，疗程适当延长并个体化，同时积极调整免疫缺陷状态。对于部分持续存在免疫功能缺陷的患者，可能需要长期维持治疗。

4．疗效评定标准

体癣和股癣有反复发作的倾向。红斑、丘疹、鳞屑完全消退，真菌镜检和（或）真菌培养为阴性，可视为痊愈。部分患者皮损消退后局部可留有暂时性色素沉着。

三、 手癣和足癣诊疗指南（2017修订版）

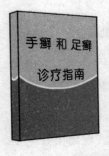

治疗目标是清除病原菌，快速解除症状，防止复发。外用药、口服药或二者联合均可用于手足癣的治疗。在选择治疗方案时应充分考虑到足癣临床类型、严重程度、合并疾病及患者依从性等因素。

1．局部治疗

目前临床常用的外用抗真菌药物有咪唑类、丙烯胺类和其他抗真菌药物。

咪唑类抗真菌药物包括克霉唑、益康唑和咪康唑等。根据不同的药物，可外用每日1～2次，一般疗程需要4周。近年上市的卢立康唑由于体外对皮肤癣菌的抗菌活性较强，显示出很好的临床疗效，每日1次外用，对于非鳞屑角化型足癣疗程可缩短至2周。

丙烯胺类抗真菌药物包括萘替芬、特比萘芬和布替萘芬。该类药物在体外对皮肤癣菌的抗菌活性较强，每日1～2次外用，一般疗程2～4周即可获得良好的疗效。

其他抗真菌药物包括阿莫罗芬、环吡酮胺、利拉萘酯等，外用每日1～2次，一般疗程需要4周。角质剥脱剂包括水杨酸等，可联合抗真菌药物主要用于鳞屑角化型足癣患者。

外用药物可根据皮损类型选择不同的剂型，如水疱型可选择无刺激性的溶液或乳膏剂；间擦糜烂型可先用温和的糊剂或粉剂使局部收敛干燥后，再用乳膏等其他剂型，此型保持局部干燥非常重要；鳞屑角化型可选择乳膏、软膏等剂型。

单纯外用抗真菌药物治疗，起效快、费用低、安全性好，但因疗程长、药物涂布不均或病灶未能全覆盖及因涂药局部不适等因素易造成患者依从性差，还可因鳞屑角化型足癣局部药物渗透性差等因素，致使疗效不佳及复发率高。对于鳞屑角化型足癣患者，一般建议疗程4周以上或联合应用系统抗真菌药物。

2. 系统治疗

系统治疗与局部治疗相比，具有疗程短、用药方便、不遗漏病灶、患者依从性高、复发率低等优点。适用于局部治疗疗效欠佳、反复发作、鳞屑角化型、受累面积较大、不愿意接受局部治疗及伴有某些系统性疾病（如糖尿病、艾滋病等）导致免疫功能低下的患者。目前足癣治疗常用的系统抗真菌药包括特比萘芬和伊曲康唑，氟康唑治疗手足癣国内外相关资料较少。伊曲康唑一般建议成年人200mg/d，水疱型和间擦糜烂型1～2周，鳞屑角化型2～3周；特比萘芬250mg/d，疗程同伊曲康唑。

3．联合治疗

抗真菌联合治疗在临床上日益受到重视，对于单独外用治疗疗效不佳的鳞屑角化型手足癣及皮损泛发的患者，可以考虑给予口服加外用抗真菌药物联合治疗。常用的方法是一种外用药物联合一种口服药物。联合治疗在保证疗效的同时还可以缩短疗程、降低费用、提高患者的依从性，但安全性方面需要注意口服抗真菌药物的禁忌证和药物相互作用。

外用药物的联合可选用抗真菌作用机制不同的，如咪唑类联合丙烯胺类药物等。

某些并发症的处理伴有癣菌疹时，在积极治疗足癣的同时，对于癣菌疹应遵循皮炎湿疹类疾病的处理原则进行抗过敏治疗。

伴发细菌感染时，如足癣部位继发细菌感染，局部应首先抗细菌治疗，待细菌感染控制后再行抗真菌治疗。对于下肢丹毒或蜂窝织炎应采用系统抗菌药物治疗，足癣部位积极抗真菌治疗，以避免丹毒复发。

伴发非皮肤癣菌感染时，如合并念珠菌或非皮肤癣菌性霉菌，可慎重选用具有广谱抗菌活性的抗真菌药物。

四、中国甲真菌病诊疗指南（2015年版）（节选）

1. 治疗药物

（1）局部治疗药物

1）阿莫罗芬：属于吗啉类抗真菌药物，具有广谱抗真菌活性，对皮肤癣菌最敏感，念珠菌属对其敏感性存在明显的种间差异，其他霉菌的敏感性亦不一致。5%阿莫罗芬搽剂能在甲板上形成一层非水溶性的膜，膜中含有高浓度的阿莫罗芬，能快速渗透进甲床，并可在甲上停留1周，形成一个药物池，使之易于被释放并渗入甲板。在甲真菌病终止治疗14天后，甲板中存留的阿莫罗芬水平对皮肤癣菌和酵母菌的抗菌活性仍然高于MICs很多倍。

2）环吡酮胺：对皮肤癣菌、酵母菌、其他霉菌有较强的抑菌和杀菌作用，同时具有穿透指（趾）甲的能力。8%环吡酮甲涂剂对甲板有强劲的穿透性，使甲下局部保持较高的药物浓度而起作用。

（2）系统治疗药物

1）特比萘芬：具有广谱抗真菌作用，对皮肤癣菌的 MIC 值与MFC相当，是一种杀真菌药物。对酵母菌多呈抑菌作用，但对于近平滑念珠菌呈杀菌效应。对孢子丝菌、曲霉、暗色真菌等有良好的抑杀菌效果。口服特比萘芬吸收良好（＞70%），食物不影响其吸收。在开始治疗的第1周内即可分布到甲板，口服12周后，药物在甲板中可存留6～9个月。

2）伊曲康唑：具有广谱抗真菌活性，对于皮肤癣菌、酵母菌、其他霉菌均有较好的抗菌活性；但对镰刀菌和接合菌无活性。为达到最佳生物利用度，餐后应立即给药，胶囊须整个吞服。在开始治疗的第1周内即可分布到甲板，连续或冲击治疗甲真菌病，停药后药物在甲中可保留6～9个月。

3）氟康唑：对于隐球菌、念珠菌、双相型真菌和皮肤癣菌有抗菌活性，但克柔念珠菌、光滑念珠菌和其他霉菌对氟康唑天然耐药。氟康唑口服吸收良好，不受食物影响，生物利用度超过90%。药代动力学研究显示氟康唑可以快速穿透甲板，在甲板中的浓度与剂量成正相关，终止治疗后氟康唑可在指甲甲板中存在4个月，在趾甲中存在6个月。

2．病因治疗

引起甲真菌病的病原菌有皮肤癣菌、酵母菌和其他霉菌，如能在真菌镜检的基础上再做真菌培养或采用非培养鉴定技术，明确病原菌的种类，将为药物选择带来较明确的方向。依据体外药敏试验的结果和一些临床循证医学证据，若明确为皮肤癣菌所致甲感染，口服用药应先考虑特比萘芬，亦可选用伊曲康唑；如为念珠菌等酵母菌所致，宜首选伊曲康唑或氟康唑。至于其他真菌，建议对分离菌株做药敏试验，依结果选择敏感药物。如不能做真菌分离鉴定及测定 MIC，则应首选伊曲康唑。国内市场上目前外用药物仅有5%阿莫罗芬搽剂，其抗菌谱较广，可直接单独或联合应用于各种真菌所致的甲感染。

3．治疗方案

（1）局部药物治疗：应用局部药物治疗甲真菌病的指征包括远端受损甲板＜50%；无甲母质受累；受累指趾甲数目少于4个；不能耐受口服药物治疗的患者。疗效有限，主要问题是药物不能很好渗透至全甲，局部药物的浓度达不到MICs（低抑菌浓度）。目前主要有5%阿莫罗芬搽剂和8%环吡酮甲涂剂。但是，5%阿莫罗芬搽剂对于累及甲母质的甲真菌病治愈率不高。8%环吡酮甲涂剂治疗甲真菌病治愈率平均52.6%。不良反应主要为涂药甲的邻近皮肤刺激，可自行恢复。

（2）推荐用法：5%阿莫罗芬搽剂，每周1次或2次外用，连续48周。5%患者在用药部位有轻微的不适，包括烧灼感、瘙痒、发红、局部疼痛等，但可以耐受。8%环吡酮甲涂剂推荐用法，第1个月隔日1次外用；第1个月每周1次外用；第1个月每周1次外用到治疗结束，一般疗程1个月以上。 也有研究亦显示5%阿莫罗芬搽剂可以作为甲真菌病治愈后的预防用药。

（3）系统药物治疗：除了适于外用药物治疗的甲真菌病以外的各临床类型，均可选用系统药物治疗，目前包括特比萘芬、伊曲康唑和氟康唑。对于甲母质受累的甲真菌病患者则可以与口服抗真菌药物如伊曲康唑和特比萘芬联合，联合治疗比单一治疗具有更宽的抗菌谱，且有一定的协同作用，可以明显提高治愈率，减少口服药量，降低不良反应发生的风险，提高价效比。

4．非药物治疗

（1）拔甲或病甲清除术：有些类型的甲真菌病，如果出现远端甲板受累、或黄斑条纹甲（可能存在皮肤癣菌瘤）、或嵌甲和甲板厚度＞2mm 时，清除病甲是必要的，但由于手术拔甲损伤较大，则仅限于不伴手足癣的单个甲真菌病的治疗。除病甲可用 20%～40% 尿素或20% 尿素加10% 水杨酸软膏封包，待甲板软化后再予拔除。病甲清除术是很少单独应用，通常用于外用药物、口服药物和激光等联合治疗中。伴有嵌甲时，应将嵌甲部分甲板纵向去除，解除甲板对甲沟的挤压。

（2）激光治疗：激光具有高靶向性、高能量的特点，能使病甲局部接受较高密度的能量，并能够对病原菌有一定的抑制作用，对正常组织损伤较少，可以避免系统用药的不良反应，可能作为非药物性治疗的一个选择。但对于激光治疗甲真菌病的确切机制、疗效和安全性等方面，尚缺少系统的临床与实验研究。

（3）其他非药物治疗：光动力治疗是利用光敏剂结合一定波长的红光进行照射，产生单态氧、氧自由基等杀伤病原微生物，从而达到治疗甲真菌病的目的。离子导入是利用低电流让局部药物更好的渗透进入甲板和周围的组织，提高疗效，但这种方法难以穿透甲板全层。

上述三种疗法就目前的临床效果来看，尚不及口服抗真菌药物的疗效，因此，建议仅作为辅助治疗或替代治疗的选择。

5．联合治疗

联合治疗包括口服药物和局部外用药物的联合，口服药物和（或）外用药物与非药物治疗的联合。一般在甲板受累面积较大（＞50%）、甲母质受累或单一治疗失败时可考虑联合治疗。联合治疗方案最好选择作用机制不同的两种方法，有报道伊曲康唑或特比萘芬口服与5%阿莫罗芬搽剂的联合；特比萘芬口服联合8%环吡酮甲涂剂外用；药物与激光的联合治疗。

将联合治疗与单一口服治疗的疗效进行比较，前者在提高疗效和降低复发率方面均显示出优势，对于难治性甲真菌病，推荐使用联合治疗，但联合外用药物的时间与疗程尚有待探索。

附录B
真菌病常见病原菌菌落及显微镜镜下形态

1. 犬小孢子菌

小孢子菌属，白癣的常见致病真菌，亦可诱发脓癣。导致白癣的犬小孢子菌多为犬小孢子菌犬变种。

镜下形态（附图1）：菌丝分隔，产生大量的大分生孢子。大分生孢子较长，纺锤形，粗糙壁厚，逐渐变成特征性的喙样末端。大分生孢子的粗糙外观在喙样末端尤为明显，内部通常可见6个以上的分隔。有时可见少量小分生孢子，形状似球棒，壁光滑，沿菌丝生长。

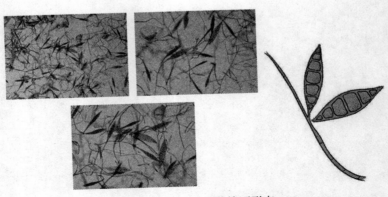

附图1 犬小孢子菌镜下形态

菌落形态（附图2）：正面发白，粗绒毛样，毛发样至丝绸样或毛皮样；边缘有黄色色素，紧密的间隔着辐射状的沟槽。背面深黄色，随菌龄增长变为黄褐色。

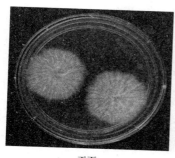 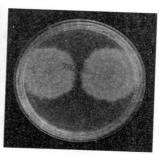

正面   背面

附图2 犬小孢子菌菌落形态

2．铁锈色小孢子菌

小孢子菌属，白癣另一常见致病真菌。

镜下形态（附图3）：菌丝有隔，一些菌丝呈现长且直的形态特点，伴明显的横隔，将这些菌丝称为"竹节"菌丝，是此菌的重要特点。其他菌丝不规则分枝，棒状，成碎片样，可有厚壁孢子样的细胞插在菌丝中间。大分生孢子较少产生，类似于犬小孢子菌。

菌落形态：质地光滑、蜡样、脑回状，有时为光滑菌落，奶油样、浅黄色、锈色或白色，背面呈锈色、奶油色或几乎无色。

而黑点癣在儿童和成年人中均可发病，紫色毛癣菌和断发毛癣菌是其常见致病菌。

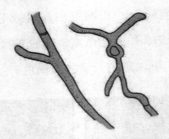

附图 3　铁锈色小孢子菌镜下形态

3．许兰毛癣菌

黄癣目前除新疆、内蒙古等地区外，国内其他地区少见，致病菌为许兰毛癣菌（毛癣菌属）。

镜下形态（附图 4）：菌丝分隔呈不规则、多节状。菌丝常形成典型的鹿角状分枝结构，将这一结构称为黄癣菌丝，这些菌丝末梢肿大似钉头样，可见大量厚壁分生孢子[1]。不产生小分生孢子和大分生孢子。来自临床标本的初代生长物在镜下呈酵母样。

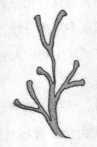

附图 4　许兰毛癣菌镜下形态

---

[1] 孢子：脱离亲本后能直接或间接发育成新个体的生殖细胞；
分生孢子：有隔菌丝的霉菌中最常见的一类无性孢子。

　　菌落形态（附图5）：菌落正面白色发亮，呈蜡状或轻微绒毛状，凸起或褶皱，早期菌落正面有时呈酵母样。随着时间生长，菌落下沉，可使培养基裂开。背面呈无色或淡黄色至黄褐色。

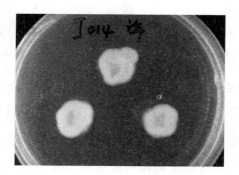

附图5　许兰毛癣菌菌落形态

　　白癣为我国头癣中最常见类型，致病真菌有犬小孢子菌和铁锈色小孢子菌等，儿童易感，可在幼儿园、小学等场所爆发流行。

4．紫色毛癣菌

　　毛癣菌属，黑点癣常见致病真菌亦可诱发脓癣。

　　镜下形态（附图6）：菌丝呈缠绕状、分枝状、不规则状、颗粒状，具有间生的厚壁分生孢子。

　　菌落形态（附图7）：初代培养物正面呈蜡样，褶皱状凸起呈深紫红色。传代培养物正面更柔软，颜色变浅。背面呈淡紫色至紫色。

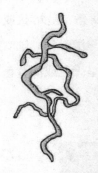

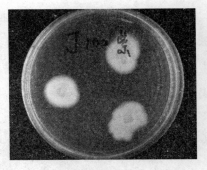

附图6　紫色毛癣菌镜下形态　　　　附图7　紫色毛癣菌菌落形态

5. 断发毛癣菌

毛癣菌属，黑点癣常见致病真菌，亦可诱发脓癣。

镜下形态（附图8）：菌丝分隔，伴有许多形态多样的小分生孢子，小分生孢子沿菌丝或垂直于主干菌丝的短分生孢子梗分布。小分生孢子呈泪滴形或棒状，可延伸或扩大成圆"气球"形状。

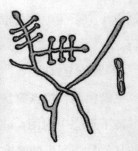

附图8　断发毛癣菌镜下形态

菌落形态（附图9）：菌落为高度可变性。正面呈白色、浅色、黄色、玫瑰色或褐色。正面常呈小山羊皮状，伴放射或同心形褶皱，背面常呈红褐色，有时呈黄色或无色。

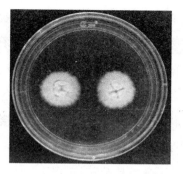

附图9 断发毛癣菌菌落形态

脓癣近年发病有上升趋势，多由白癣或黑点癣发展而来，致病菌多为犬小孢子菌、须癣毛癣菌、石膏样小孢子菌等，也有紫色毛癣菌、断发毛癣菌等亲人性皮肤癣菌感染所致。

6．须癣毛癣菌

毛癣菌属，脓癣常见致病真菌。

镜下形态（附图10）：为有隔菌丝，可见数量众多的单细胞小分生孢子，无柄，往往呈密集成群或葡萄状或沿菌丝分布，小分生孢子无色、壁光滑，球形或近球形，主要是球形，

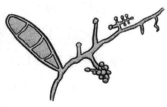

附图10 须癣毛癣菌镜下形态

偶尔也有棒状或梨状的形态。还可见球状厚壁孢子、螺旋状菌丝和光滑、薄壁、棒形、多细胞的大分生孢子。

菌落形态（附图11）：菌落质地毛状到粉状（亲人性分离株）或颗粒状（亲动物性分离株），表面呈白色到乳油色，有粉状颗粒常呈星状外观。部分培养呈现中心褶皱或中央突起多形性绒面；背面呈黄色（亲人性分离株）、褐色或红褐色（亲动物性分离株）。须癣是其菌落特征形态之一，似老者长须自然卷，此菌也因此得名，菌落像陈年墙体。

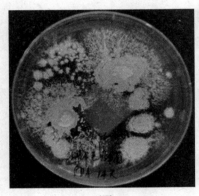 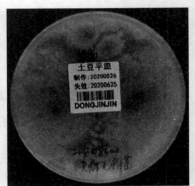

正面   背面

附图11　须癣毛癣菌菌落形态

7. 石膏样小孢子菌

小孢子菌属，脓癣常见致病真菌。

镜下形态（附图12）：菌丝分隔，大分生孢子数量丰富、形态对称、粗糙、壁相对薄，内有不超过六个分隔，末端圆润。小分生孢子球棒状，通常延菌丝分布。

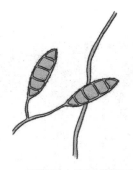

附图12　石膏样小孢子菌镜下形态

菌落形态：菌落正面扁平，扩张样生长，粉末状或颗粒状，形成不规则流苏样边缘；菌落初始为米色，后逐渐变为黄褐色至肉桂色。菌落常形成稀疏的白色菌丝边缘或棉絮样白色中心。背面可有黄色，橙褐色、棕红色或紫红色斑点。

8. 红色毛癣菌

红色毛癣菌镜下形态（附图13）：有隔菌丝，小分生孢子呈泪滴状，通常单个沿菌丝分布。大分生孢子可大量也可罕见或缺失，呈长形、较窄、薄壁，两侧壁平行（铅笔形），含4～10个细胞，大分生孢子可直接在粗大菌丝末端形成，单个或成簇。典型特征是小分生孢子可直接由大分生孢子产生。关节分生孢子易从菌丝和大分生孢子产生。

红色毛癣菌菌落形态（附图14）：菌落形态正面呈颗粒状和绒毛状，白色到浅黄色。背面呈深红色或略带紫色，偶尔可呈褐色、橘黄色或无色。

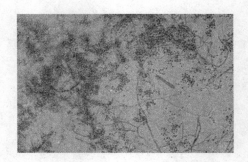

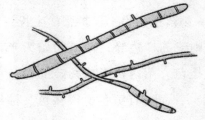

附图13　红色毛癣菌镜下形态

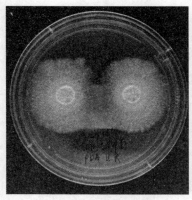

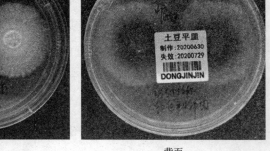

正面　　　　　　　　　　　　　　背面

附图14　红色毛癣菌菌落形态

9. 疣状毛癣菌

疣状毛癣菌镜下形态（附图15）：可见大、不规则、扭曲的菌丝，菌丝中间或末端可见厚壁孢子，厚壁孢子常呈链状排列，如"珍珠项链"样。菌丝顶端常变宽或出现瘤状，有时分叉，类似"鹿角"样。在皮屑或毛发初代培养时，在菌丝顶端产生数量众多的特征性终端囊泡（不是厚壁孢子）。小分生孢子棒性，在加入维生素B1或肌醇的琼脂上可见泪滴状小分生孢子，有时可见到鼠尾或豆串样的大分生孢子。

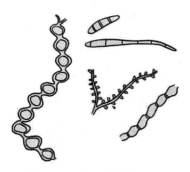

附图15 疣状毛癣菌镜下形态

疣状毛癣菌菌落形态（附图16）：在常用培养基上生长缓慢，菌落小，形似纽扣样，白色到奶油色，中心凸起，边缘下沉式生长，可形成羽毛状边缘，表面光滑，有时呈霜状颜色，培养时间延长表面易产生白色绒毛状菌丝。在添加维生素B1或肌醇的培养基上，明显促进生长，在37℃时生长比28℃更快。背面无色或淡黄色。

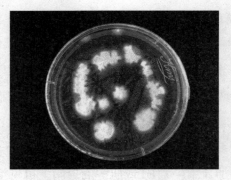

附图16　疣状毛癣菌菌落形态

10.絮状表皮癣菌

絮状表皮癣菌镜下形态（附图17）：有隔菌丝，无小分生孢子。新鲜培养物最容易观察到大分生孢子，末端圆形呈棒状，壁光滑，薄壁和略厚壁共存，呈单个或簇状排列，内含2～6个细胞。随菌龄增长，大分生孢子常转化成厚膜孢子，因此必须在菌落培养最佳时期观察显微镜下形态。随着菌龄增长，常可形成关节分生孢子，不形成小分生孢子。白色无性菌丝常见于陈旧培养物。

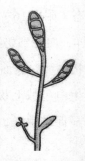

附图17　絮状表皮癣菌镜下形态

絮状表皮癣菌菌落形态（附图18）：正面呈黄褐色至橄榄灰色，起初表面粗糙且稀疏，而后中心褶皱且形成放射状沟槽，质地变为天鹅绒般柔软。几周后，柔软的白色无性菌丝体覆盖菌落。背面呈橘色至褐色，有时可形成淡黄色边缘。

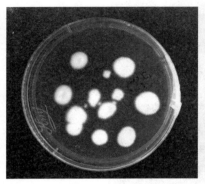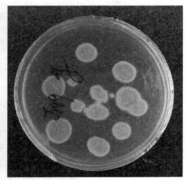

附图18　絮状表皮癣菌菌落形态

11．白念珠菌

镜下形态（附图19）：培养基常规初代培养，酵母细胞呈圆形至卵圆形。在玉米-吐温80琼脂上，25℃培养72h，形成分隔处具有圆形、成簇芽生孢子的假菌丝及一些真菌丝。特征性的厚壁孢子为大而壁厚、单个、位于末端，在盖玻片边缘处更易观察到。30～37℃条件下厚壁孢子生成受抑制。

菌落形态（附图20）：奶油色、膏状、光滑。在营养丰富的培养基上，从菌落边缘延伸生长，常称为"足"。在念珠菌科玛嘉琼脂上菌落呈绿色。

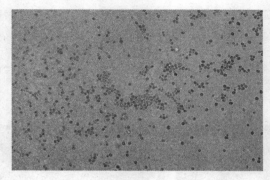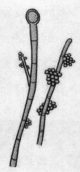

附图19　白念珠菌镜下形态

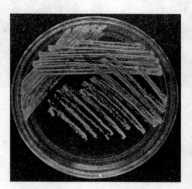

附图20　白念珠菌菌落形态

12．近平滑念珠菌

镜下形态（附图21）：培养基常规初代培养，酵母细胞呈圆至卵圆形。在玉米-吐温80琼脂上25℃培养72h，可见沿着假菌丝生长的芽生孢子，单个或数个成簇。该菌突出特征是：与热带念珠菌相比，假菌丝较短，弯回折曲，偶尔可见较大的菌丝成分，称为巨细胞。

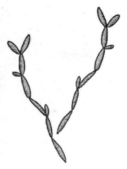

附图21　近平滑念珠菌镜下形态

菌落形态（附图22）：奶油色，有时可呈织网状外观。在念珠菌科玛嘉显色培养基上菌落呈淡粉色。

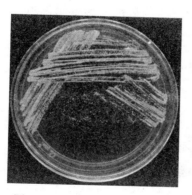

图22　近平滑念珠菌菌落形态

13．短帚霉

镜下形态（附图23）：镜检可见分隔菌丝，分生孢子梗短且分枝，上有环痕梗，呈圆柱状或保龄球状（底部肿胀，顶端缩窄）。环痕梗呈毛刷状或单个排列。分生孢子呈圆形，呈链状排列，壁厚，成熟时粗糙多刺，有时可见顶端稍尖，底部平坦的分生孢子呈短链状。

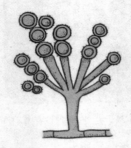

附图23　短帚霉镜下形态

菌落形态：菌落正面开始为白色，无毛，以后逐渐变为浅褐色粉末状，边缘浅棕褐色，偶见暗灰色、褐色或黑色的菌种。背面呈棕褐色，中心褐色，偶见深色。

14. 柱顶孢

镜下形态（附图24）：菌丝分隔分枝，但无分生孢子梗。关节孢子含有1个或2个细胞，关节孢子末端扁平、长方形或正方形、卵圆形或圆形或管状；关节孢子连续产生，即在关节孢子之间没有空细胞。

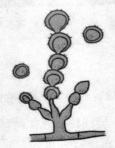

附图24　柱顶孢镜下形态

菌落形态：通常菌落羊毛状，快速生长，短时间充满琼脂平皿或覆盖琼脂斜面；某些分离株不会在琼脂上蔓延。表面灰色或棕色，背面暗色，在缺乏黑色素的突变株中，表面白色乳状或灰色，背面浅黄色或黄色。

15．枝顶孢霉（原称为头孢霉）

镜下形态（附图25）：镜检可见菌丝极细、分隔、瓶梗[1]直立，无分枝，逐渐变细，无明显的领口，直接生长于细窄的菌丝上；大多数瓶梗（并非全部）底部有隔，将其与菌丝分隔。分生孢子卵圆形，通常为单细胞，偶见双细胞。瓶梗顶端的分生孢子簇易脱落破坏。

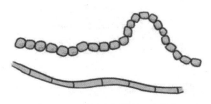

附图25 枝顶孢霉镜下形态

菌落形态：菌落开始坚实、光滑，以后变为毛毯状、粉状或絮状。正面呈白色、浅黄色、淡灰色或浅玫瑰色。菌落局限。背面无色、浅黄色或粉色。

16．镰刀菌属

镜下形态（附图26）：镜检可见分隔菌丝。有两类分生孢

---

[1] 瓶梗：在真菌的某些种中。一种伸长的、烧饼形或瓶形构造。在瓶梗内部或者顶部形成分生泡子，这些分生孢子可能立即脱落，或者彼此附着形成一条链。一个或多个瓶梗可以形成分生孢子梗的末端部分。

子：①无分支的分生孢子梗或分枝分生孢子梗上的瓶梗可生成大的、镰刀形或独木舟形的大分生孢子。②长短不一的简单分生孢子梗可生成小的、卵圆形、单或双细胞的小分生孢子，其单个或成簇聚集，与枝顶孢属相似，某些菌种可产生厚壁孢子。

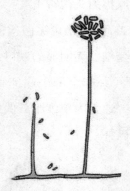

附图26　镰刀菌属镜下形态

菌落形态：菌落开始呈白色棉絮状，以后中心迅速变为粉色或紫色，边缘颜色较浅。而某些菌种仍然保存白色或变为棕褐色或橙色。茄病镰刀菌的特别之处在于产孢细胞成簇聚集处呈蓝绿色或蓝褐色。菌落背面通常浅色，但也有可能呈深色。

17．霉菌

霉菌菌落的特征（附图27-33）：①形态较大，质地疏松，外观干燥，不透明，呈现或松或紧的形状。②菌落和培养基间的连接紧密，不易挑取，菌落正面与反面的颜色和构造，以及边缘与中心的颜色和构造常不一致。③霉菌的菌丝有营养菌丝和气生菌丝的分化，而气生菌丝没有毛细管水，故它们的菌落必然与细菌或酵母菌的不同，较接近放线菌。

霉菌的菌丝：构成霉菌营养体的基本单位是菌丝。菌丝是一种管状的细丝，把它放在显微镜下观察，很像一根透明胶管，它的直径一般为3～10μm，比细菌和放线菌的细胞粗几倍到几十倍。菌丝可伸长并产生分枝，许多分枝的菌丝相互交织在一起，称为菌丝体。

根据菌丝中是否存在隔膜，可把霉菌菌丝分成两种类型：无隔膜菌丝和有隔膜菌丝。无隔膜菌丝中无隔膜，整团菌丝体就是一个单细胞，其中含有多个细胞核。这是低等真菌所具有的菌丝类型。有隔膜菌丝中有隔膜，被隔膜隔开的一段菌丝就是一个细胞，菌丝体由很多个细胞组成，每个细胞内有1个或多个细胞核。在隔膜上有1至多个小孔，使细胞之间的细胞质和营养物质可以相互沟通。这是高等真菌所具有的菌丝类型。

为适应不同的环境条件和更有效地摄取营养满足生长发育的需要，许多霉菌的菌丝可以分化成一些特殊的形态和组织，这种特化的形态称为菌丝变态。

生长在固体培养基上的霉菌菌丝可分为三部分：①营养菌丝：深入的培养基内，吸收营养物质的菌丝。②气生菌丝：营养菌丝向空中生长的菌丝。③繁殖菌丝：部分气生菌丝发育到一定阶段，分化为繁殖菌丝，产生孢子。

吸器：由专性寄生霉菌如锈菌、霜霉菌和白粉菌等产生的菌丝变态，它们是从菌丝上产生出来的旁枝，侵入细胞内分化成根状、指状、球状和佛手状等，用以吸收寄主细胞内的养料。

假根：根霉属霉菌的菌丝与营养基质接触处分化出的根状结构，有固着和吸收养料的功能。

菌网和菌环：某些捕食性霉菌的菌丝变态成环状或网状，用于捕捉其他小生物如线虫、草履虫等。

菌核：大量菌丝集聚成的紧密组织，是一种休眠体，可抵抗不良的环境条件。其外层组织坚硬，颜色较深；内层疏松，大多呈白色。如药用的茯苓、麦角都是菌核。

子实体：是由大量气生菌丝体特化而成，子实体是指在里面或上面可产生孢子的、有一定形状的任何构造。例如有三类能产生有性孢子的结构复杂的子实体，分别称为闭囊壳、子囊壳和子囊盘。

由于霉菌的菌丝较粗而长，因而霉菌的菌落较大，有的霉菌的菌丝蔓延，没有局限性，其菌落可扩展到整个培养皿，有的种则有一定的局限性，直径1～2厘米或更小。菌落质地一般比放线菌疏松，外观干燥，不透明，呈现或紧或松的蛛网状、绒毛状或棉絮状；菌落与培养基的连接紧密，不易挑取；菌落正反面的颜色和边缘与中心的颜色常不一致。

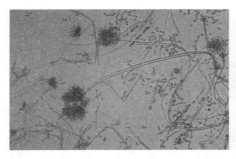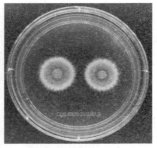

附图27　聚多曲霉

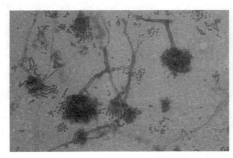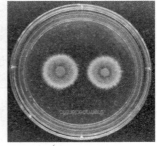

附图28　构巢曲霉

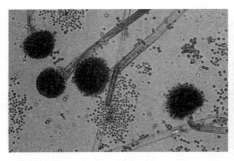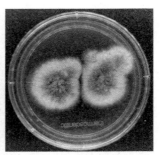

附图29　黄曲霉

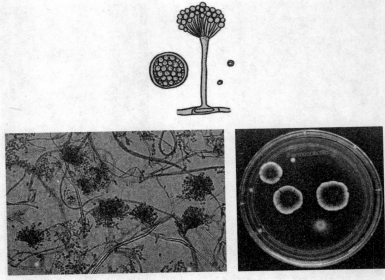

附图30 杂色曲霉

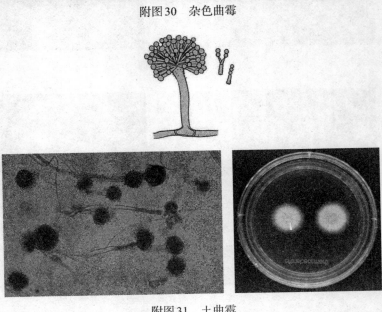

附图31 土曲霉

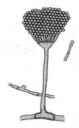

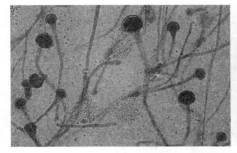

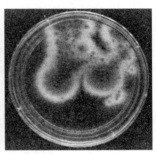

附图32　烟曲霉

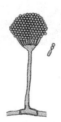

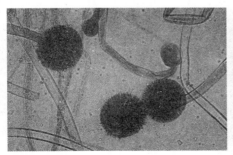

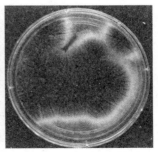

附图33　黑曲霉

18．耳念珠菌

耳念珠菌是一种以出芽方式生殖的酵母类真菌，几乎不会形成短的假菌丝或者芽管。与大部分的常见念珠菌菌种不同，耳念珠菌在40-42℃的环境下仍能在CHROMagar显色培养基上很好的生长，并可呈现出白色、粉色、红色或者紫色的颜色各异的菌落（附图34）。

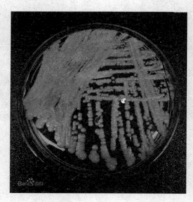

附图34　耳念珠菌

参 考 文 献

［1］ 李东明. 皮肤真菌病学皮肤科医师实验室实用诊断手册. 北京：北京大学医学出版社，2017.

［2］ 沈定霞. 医学重要真菌鉴定指南（第5版）. 北京：中华医学电子音像出版社，2016.

［3］ 卢洪洲，钱雪琴，徐和平. 医学真菌检验与图解. 上海：上海科学技术出版社，2018.

［4］ 廖万清，吴绍熙，潘炜华. 现代真菌病学. 上海：复旦大学出版社，2017.

［5］ 朱利平，管向东，黄晓军，等. 中国成人念珠菌病诊断与治疗专家共识. 中国医学前沿杂志（电子版），2020，12（1）：35-50.

［6］ 王端礼. 医学真菌学. 北京：人民卫生出版社，2005.

［7］ 余进，朱敏. 中国头癣诊断和治疗指南（2018修订版）. 中国真菌学杂志，2019，14（1）：4-6.

［8］ 中国体癣和股癣诊疗指南工作组，中国体癣和股癣诊疗指南（2018修订版）. 中国真菌学杂志，2019，14（1）：1-3.

［9］ 中国中西医结合学会皮肤性病专业委员会真菌学组，中国医师协会皮肤科分会真菌亚专业委员会，中华医学会皮肤病学分会真菌学组. 手癣和足癣诊疗指南（2017修订版）. 中国真菌学杂志，2017，12（6）：321-324.

［10］中国甲真菌病诊疗指南（2015年版）. 中国真菌学杂志，2015，10（2）：118-125.

[11] Gandra Sumanth, Ram Sanjay, Levitz Stuart M. The "Black Fungus" in India: The Emerging Syndemic of COVID-19-Associated Mucormycosis. Annals of internal medicine, 2021.

[12] 李彩霞, 刘维达. 我国大陆近年儿童头癣流行情况的回顾分析. 中国真菌学杂志, 2011, 6（2）: 77-82.

[13] Amy J. McMichael, Maria K. Hordinsky. Hair and Scalp Disorders. Taylor and Francis: 2018-6-4.

[14] 中华医学会皮肤性病学分会免疫学组、特应性皮炎协作研究中心. 中国特应性皮炎诊疗指南（2014版）. 全科医学临床与教育, 2014, 12（6）: 603-606+615.

[15] Tsunemi Yuichiro. Oral Antifungal Drugs in the Treatment of Dermatomycosis. Medical mycology journal, 2016, 57 (2): J71-75.

[16] Subuhi Kaul, Savita Yadav, Sunil Dogra. Treatment of dermatophytosis in elderly, children, and pregnant women. Indian Dermatology Online Journal, 2017, 8 (5): 310-318.

[17] 张学军, 郑捷. 皮肤性病学. 9版. 北京: 人民卫生出版, 2018.

[18] Robert A. Norman, William Eng. Clinical Cases in Infections and Infestations of the Skin. Springer, Cham: 2015-1-1.

[19] 薛如君, 张锡宝. 中外最新梅毒指南的解读、比较及更新内容. 皮肤性病诊疗学杂志, 2017, 24（1）: 52-56.

[20] Ilkit Macit and Durdu Murat. Tinea pedis: the etiology and global epidemiology of a common fungal infection. Critical reviews in microbiology, 2015, 41 (3): 374-88.

[21] Bolognia J L, Jorizzo L J, Schaffer J V, et al. Dermatology. 3th ed.

Philadelphia: Elsevier Mosby, 2012: 305.

［22］朱敬先. 常见儿童真菌性皮肤病的诊断与治疗. 皮肤科学通报，2017，34（5）：522-530.

［23］Gaitanis, Georgios, et al. The Malassezia genus in skin and systemic diseases. Clinical microbiology reviews, 2012, 25 (1): 106-141.

［24］王春又，游弋，葛兰，等. 白癜风免疫发病机制的研究进展. 医学综述，2017，23（18）：3638-3641.

［25］刘晓洁，张峻岭，孔祥君，等. 寻常性银屑病、慢性湿疹和玫瑰糠疹187例皮肤镜特征分析. 临床皮肤科杂志，2015，44（8）：484-486.

［26］张思思，夏维婷，周志阳，等. 念珠菌性阴道炎发病机制及耐药机制的研究进展. 中华全科医学，2017，15（11）：1952-1955.

［27］王霄晔，任婧寰，王哲，等. 2017年全国食物中毒事件流行特征分析. 疾病监测，2018，33（5）：359-364.

［28］孙长颢. 营养与食品卫生学. 6版. 北京：人民卫生出版社，2007.

［29］马亦林. 侵袭性超级真菌：耳假丝酵母菌感染现状与研究进展. 中华临床感染病杂志，2020，13（6）：460-466.

［30］CDC. U. Global Emergence of Invasive Infections Caused by the Multidrug-Resistant Yeast *Candida auris*. https://www.cdc.gov/fungal/diseases/candidiasis/*candida-auris*-alert.html.2016.

［31］Dickschat Jeroen S. Fungal volatiles - a survey from edible mushrooms to moulds. Natural product reports, 2017, 34 (3): 310-328.

［32］韩晓燕，宋亚丽，白埔，等. 抗真菌药物的系统分类、耐药机制及新药研发进展. 中国现代应用药学，2019，36（11）：1430-1436.